生命的重建

问答篇

[美] 露易丝·海 著

唐志红 译

Letters to Louise
The Answers Are Within You

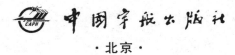

中国宇航出版社

·北京·

版权所有　侵权必究

著作权合同登记号:图字:01－2003－2094

图书在版编目(CIP)数据

生命的重建. 问答篇/(美)海(Hay,L.L.)著;
唐志红译. -- 2 版. -- 北京:中国宇航出版社,2012.7(2022.12重印)
书名原文:Letters to Louise
ISBN 978-7-5159-0224-1

Ⅰ.①生… Ⅱ.①海… ②唐… Ⅲ.①心理健康－普
及读物 Ⅳ.①R395.6-49

中国版本图书馆 CIP 数据核字(2012)第 124783 号

责任编辑 姜　军　　责任校对 陈　琳　　装帧设计 文道思

出　版
发　行　　中国宇航出版社

社　址　北京市阜成路 8 号　　　　邮　编　100830
　　　　　(010)68768548
网　址　www.caphbook.com
经　销　新华书店
发行部　(010)68767386　　　　　(010)68371900
　　　　　(010)68767382　　　　　(010)88100613(传真)
零售店　读者服务部
　　　　　(010)68371105
承　印　三河市君旺印务有限公司
版　次　2012 年 7 月第 2 版　　　2022 年 12 月第 21 次印刷
规　格　787×960　　　　　　　　开　本　1/16
印　张　13.5　　　　　　　　　　字　数　200 千字
书　号　ISBN 978-7-5159-0224-1
定　价　28.00 元

出版者的话

美国畅销书作家戴夫·布朗曾经说过，"假如我不幸被抛弃在一个荒凉的孤岛上，而命中注定只能携带一本书，我会毫不迟疑地选择露易丝·海的这本伟大的著作"。这本伟大的著作就是《生命的重建》，一本帮助我们找到自尊和自爱，重建自己美好生活的伟大著作。

在《生命的重建》得到广大读者的喜爱之后，中国宇航出版社又引进了它的姊妹篇——《生命的重建·问答篇》，同样深受读者喜爱。

《生命的重建·问答篇》是作者的专栏结集。这本书是露易丝·海与遭遇各种困惑的人们的心灵沟通，分类结集了她与成千上万读者进行的往来信件中的精华，每一封回信都饱含深情，没有强势且沉闷的说教，只有娓娓道来。

本书按照作者最新版本著作的内容进行更新和修订，并收录了近期露易丝·海与读者的往来新信件以及她的人生哲学思考。随手翻开任何一页，你都可以开启一段心的旅程。在她温柔字句的引导下，去体会深藏于内心的智慧如涓涓流水般流淌过身体每个角落的温暖。

或许你会在书中看到你的影子。通过感悟他人面临的挑战和渴望，从不同视角发现自身的问题。有时，我们可以吸取别人的经验，改变我们的生活。希望这本书可以使你意识到，你，同样拥有改变自我的力量，依靠自身解决问题——去寻找"来自你内心"的答案。

露易丝告诉我们，"生活很简单，我们付出什么就收获什么；我们的潜意识对我们所选择的信念是全盘接受的；孩提时代，我们了解自我、感受生活的途径是身边大人们的种种反应；长大后，我们倾向于重现童年时期的情绪环境；我们确实选择了我们的思想；'当下'永远是力量的源泉……"

在深入阅读本书之前，我们有必要对一些"术语"进行一点解释，以便你读起来更易理解。

"宣言"——当我们谈论"发表"宣言时，意思是我们对生活中想要改变的事情作一段积极的陈述。很重要的一点是要表述现在的状况，比如"我是……"或"我有……"。宣言不是否定过去，而是展望未来。你若让它渗透到你的意识里，它就会变得越来越可信，直到最后成为现实。

"视觉化"——用想象力实现期望结果的过程。简而言之，就是在理想变为现实之前想象出它的模样。有些人说自己不会想象，那请他们描述一下自己家的花园，在他们正说着的时候，告诉他们："这就是视觉化"。

"内心的小孩"——无论一个人多大年龄，内心深处都会有一个需要关爱和信任的小孩。如果你是个女人，无论你多么自强自立，内心深处都有一个温柔的、需要帮助的小女孩。如果你是个男人，无论你多么具有男子汉气概，内心深处都会有一个渴求温暖、渴求爱的小男孩。假如我们静心聆听内心的对话，一定可以听得到父母给孩子讲哪些事做得对或哪些事怎么还没做好。我们需要让父母给孩子更多的照顾。我们与内心深处的小孩一起努力最有助于治愈旧日留下的伤痕。

讲了这么多，我想你已经迫不及待地想翻开阅读它了，记住，现在立即开始自我赞同和自我接受，这是使我们的生活发生积极改变的关键所在。

爱自己，接受自己，找到生命的价值。

中国宇航出版社

2012.6.15

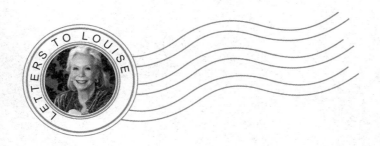

前　言

　　这本书收录了近年来我与来自世界各地的读者之间的往事信件，表达了我对生活中很多领域的深切关注。几乎所有给我来信的读者都想以某种方式来改变自身，改变他们的处境。在回信中，我尽量使自己成为实现他们目标的催化剂，把自己当作他们发现自我的奠基石。通过教会他们爱自己，我创造了一个让人们可以了解自身是多么优秀的空间。这就是我做的全部。我不是一名医治者。我是一个为人们提供帮助支持的人。我帮助人们发现自身的力量、内在的智慧与潜能，帮助他们扫清障碍，这样不论在何种环境下他们能够爱自己。

　　或许你会在书中看到你的影子。我一直坚信通过感悟他人面临的挑战和渴望，我们可以从不同视角发现自身的问题。有时，我们可以吸取别人的经验，改变自己的生活。我希望这本书可以使你意识到，你，同样拥有改变自我的力量，依靠自身解决问题——去寻找"来自你内心"的答案。

　　找到答案的方式可以通过一些"工具"，例如，"发表"宣言、看着镜子说话和视觉化。

　　有些读者对积极宣言不熟悉，我稍作解释。宣言是指你说的或想的任何事情。我们通常说的和想的很多事情是相当消极的，那也不会给我们创造好的经验。如果我们想要改变生活，那么我们的思维和说话方式必须训练成积极模式。

　　当我们谈论"发表"宣言时，意思是我们对生活中想要改变的事情作一段积极的陈述。我们经常说，"这不是我想要的生活"，我们也忘了清晰地陈述我们想要什么；"我不想再生病了"这句话并不会给予身体一张我们想享受到的、清晰的健康描述图像；同样，"我讨厌这份工作"这句话也不会在职场中产生出重要的、新的位置。为了创造我们想要的新的经验，我们需要清晰地阐明愿望。

"发表"宣言就像种种子。开始时，它们发芽，然后破土而出，茁壮成长。从一粒种子到长成植物需要一些时间。宣言也是同样的道理，从第一次宣言到最后的效果实现也需要一些时间。所以，我们要耐心一些。

　　看着镜子说话是另外一项有价值的工具。镜子可以反映出我们对自己的感情。如果我们想要一个充满快乐的、令人满意的生活，镜子会清晰地向我们描绘出需要改变的地方。"发表"宣言最有效的方式是去看着镜子，并大声地说出来。我要求人们每次经过镜子时，看着自己的眼睛，说一些积极的话语。他们很快就觉察到抵触，并能更快地克服它。

　　视觉化是用想象力实现期望结果的过程。做一些最简单的事情，在你想要的结果实际发生之前，你看见它发生了。例如，如果你想要的是一处新的居住地，那么尽可能具体地想象出你想要的房子或公寓的画面。然后看着它，就好像它已经是真实的了。自信并说出你值得拥有它。在每天的日常生活中，看着它。尽可能地把它想象得越清晰越好。频繁地练习你的视觉化，将所有的结果变成普遍的心智，并请求至善。伴随着积极的宣言，视觉化也是一个有用的工具。

　　记住，通过"发表"宣言、看着镜子说话和视觉化这样的方式，我们能意识到答案就在我们心底。

　　我把这些信件按照主题进行了分类，分别是内心的小孩、健康、教育、上瘾、疾病、痛苦、家庭关系、恐惧、友谊、事业和财富等等。每个分类是1章，总共20章，部分章节附有供你练习的便笺，最后附上近期读者与我的往来信件。每章以冥想开始，以帮助你找到内心力量的宣言为结束。

路易斯·海
Louise L. Hay

目 录
contents

目 录
contents

第一章

内心的小孩

　　我满怀着爱意拥抱我内心的小孩，我精心照料我内心的小孩。她是个受到了惊吓的孩子，她是个正忍受着疼痛的孩子，她是个不知所措的孩子。我会跟我内心的小孩在一起，我给她拥抱、给她爱，尽我所能满足她的需要。我让我内心的小孩深切感受到，无论发生什么，我都会永远跟她在一起，决不会转身离开。

　　我将永远关爱这个孩子。

无论一个人多大年龄，内心深处都会有一个需要关爱和信任的小孩。如果你是个女人，无论你多么自强自立，内心深处都有一个温柔的、需要帮助的小女孩。如果你是个男人，无论你多么具有男子汉气概，内心深处都会有一个渴求温暖、渴求爱的小男孩。

孩提时代，遇到问题的时候，我们总习惯地认为是自己惹的祸。孩子们逐渐形成了这样一种观点，只有他们做对了事情，父母和关心他们的人才会爱他们，而不是打他们或惩罚他们。在孩子的脑海里，他们总会想是我有问题，我还不够好。随着我们年龄的增长，这种错误的意识也逐渐根深蒂固，我们慢慢学会了拒绝自己。

我们每个人的内心深处不仅有一个小孩，而且还有一个父亲或母亲。绝大多数时候，这位父亲或母亲都在责怪孩子——几乎是无休无止地责怪！假如我们静心聆听内心的对话，我们可能听得到责备的声音，我们可以听得到父母给孩子讲哪些事做得对或哪些事怎么还没做好。我们需要让父母给孩子更多的照顾。

我发现，与内心深处的小孩一起努力最有助于治愈旧日留下的伤痕。在我们生命的这一刻——现在——我们需要把我们自己看作一个完整的人，接受我们自己所担任的任何一个角色。我们需要与内心的小孩交流，让他明白，他所做的一切蠢事、他看起来滑稽可笑的一面、他害怕的情景、他愚笨的样子……所有这些，事实上都是我们自身的一种真实表现，都是可以理解的。

爱，是我所了解的能康复的最伟大的力量。爱，甚至能抚平埋藏在内心最深处的痛苦回忆，因为爱能点亮我们思想中黑暗角落里谅解的灯火。无论我们孩提时代曾经遭受多大的痛苦，现在，爱我们内心的小孩会帮助我们治愈伤痛。在我们思想的最隐秘处，我们可以作出新的选择，产生新的想法。宽恕的想法和对我们内心小孩的热爱将为我们开辟出新的道路，上帝也会助我们一臂之力。

●●·下面这些来信谈论的，与"内心的小孩"有关。

亲爱的露易丝：

　　我的问题表现为超重。我明白，我是为了与坎坷的童年抗争而有意使自己变成这个样子的，但我现在生活得很好。我在学习脑科学，已经快升三年级了，我知道生活要靠自己的双手去创造。可我为什么就是摆脱不掉过去那种处理问题的方法呢？

亲爱的朋友：

　　得知你学习脑科学后，生活发生了积极的、可喜的变化，我为你高兴。学习脑科学，实践脑科学，是改善生活最好、最快的方法。

　　然而，你所说的"坎坷的童年"一定给你的心灵留下了很深的伤害或者负面的影响。你必须重新审视、原谅过去的一切，使自己得以释怀。我还听得出你因自己过去表现不够好而自责的口气，你的问题在于总是恐惧和怕出错。

　　从现在开始对自己说：**宽恕自己童年时所有的创伤，对于我而言，现在是安全的。我已释怀过去。当下全心全意爱自己是安全的。**

　　继续学习，继续增进理解，你的生活会继续得以改善。我知道你一定能做到。

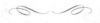

亲爱的露易丝：

　　我从小生活在一个缺乏爱的家庭环境里，我的父母几乎从未表扬过我，从未认可过我自身存在的价值。与此相反，无论我付出多大的努力去赢得他们的欢心，他们还是没完没了地批评我、指责我。而且，他们经常打架，父亲还时不时地凌辱母亲、我和姐妹们。

　　作为成年人，我已经原谅了父母对我不负责任的养育，但我发现自己很难摆脱童年时他们教给我的一些东西。

　　露易丝，我怎样才能抹去过去给我留下的消极的东西呢？我需要学会自爱，需要认识到自我价值，但我感觉自己好像被封闭在旧日的羞耻、内疚和恐惧中不能自拔。

亲爱的朋友：

　　向你身边的人去寻求帮助，他们会为你提供尽可能的帮助。你可以使自己处在康复的环境中，这对你来说很有益处。平静地请求上苍带你到康复进程中的下一步。真诚地渴望去寻求更深的理解。

　　每天提醒自己，负罪感仅是和你觉得自己做错事的想法联系在一起。羞愧仅是和你出现问题的想法联系在一起。对自己说：**我是完美的、完整的，并且我就是我原本的样子。**你对自己陈述事实的真相越多，你对过去的释怀就会越快。

亲爱的露易丝：

　　我想了解你能否给我一些有用的宣言。我很不自信，正在接受治疗。我很担心出汗过多。我知道我存在的问题比拥有健康的汗腺更严重。我存在很多问题，但是如果你给我一些指引，我愿意按照你的指引去做。谢谢你，露易丝，因为你的书和你已成为我生命中的一部分。

亲爱的朋友：

　　听起来好像你的身体始终处于警觉状态。当恐惧长期存在时，人的身体会总是处于一种"反击—逃走"的矛盾状态中，体内会不断产生肾上腺素，致使严重出汗。

　　花上一天的时间歇一歇安慰自己，恢复信心，告诉自己，我是安全的。恐惧往往是孤独、寂寞的童年所形成的某种信念造成的，花些时间提醒自己内心的小孩，你是芸芸众生的一员。对自己说：**在这个世界上我是安全的，所有的生命都热爱并且支持我。**

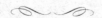

亲爱的露易丝：

我最近刚刚失去丈夫，我正尝试理解成为上帝孩子的感觉。我总想象不出上帝给予他的孩子们的爱是什么样子，因为我对父女关系没有什么体验。过去，我父亲很少在家，即使在家，他也从不跟我说话，从不拥抱我，甚至从未意识到过我的存在。

通过祈祷和冥想，我得到了意想不到的超乎一切的喜悦，可是此时此刻，我感觉这种无名的父爱在我身上失去了一部分。我甚至尝试过重回自己内心的孩提时代，但却没有出现内心的对白，因为我不了解一个女儿和一个父亲会彼此交流些什么，真是令人沮丧。你能否开导开导我，或者给我提些建议，我该怎样才能逐渐感受到上帝的父爱之美？

亲爱的朋友：

虽然我们的这个父权社会，总是试图使我们把上帝看作一位坐在云端记录人间罪过的老人——也就是说，一个跟他的孩子们有关系的父亲的形象——但事实并非如此。上帝远不止是一个人的形象。我相信上帝是万能的神，他无时无刻不在创造着万物，鞭策着我们的心灵，赋予我们生机。你可以敬爱上帝而不把上帝当作一个普通人来看待。

是的，我们都是创造我们的神的孩子，但这并不代表着我们一定要与我们的父亲有着身体上的关系才能感觉到这种关联性。我理解你，正经受着失去丈夫和父亲的巨大痛苦。

不幸的是，你父亲的成长环境约束了他向你们展示爱的能力。我可以想象他的父亲也从未跟他说过话，他也许因此认为父母就应该这样做。原谅你的父亲吧，每天跟他聊聊天，让他帮助你理解父爱的感觉。还要知道，当你要离开这个星球的时候，你的父亲会满怀着爱等候你。

对自己说：我给予我内心深处的小孩所有他需要的爱。我内心的小孩是安全的、备受关爱的。

亲爱的露易丝：

你是怎样树立起自信的？你是怎样信任自己的？

我还是个孩子时就遭受了摧残，曾受到性虐待。我15岁时曾试图自杀，后来经历了3次失败的婚姻。我已经作了大量的努力去宽恕、不再责怪父母。

小时候，我曾梦想当个护士。我加入了一个历时10个月的实习护理项目，导师说我做事犹豫、反应迟钝，但如果我能学会相信自己、争取主动，我就能表现得很好。她还说我是班上最好的学生之一，所以，理论和知识我学到了手，只是在应用方面存在问题。

我刚跟另外一位导师在外科病房完成了3个星期的实习工作，她说我反应太慢了，将来没有人会雇佣我。现在正是寒假期间，我真有些不愿回学校了。我感觉无望又无助。

亲爱的朋友：

作为一名护士就意味着照顾他人。请记住，你就是他人，你需要首先开始照顾你自己。用让自己满意的方式护理自己，把自己看作你的病人，问自己："我想为自己做些什么？"这会对你大有益处，随着你的自救，你会发现以你的方式给予别人变得越来越容易。

当无望和无助的感觉袭来时，要认识到你需要对付的只是恐惧而已，你不是做事犹豫、反应迟钝或畏缩不前，你只是害怕罢了。这些感觉只是你内心的那个小女孩旧日的感觉浮出表面而已，她需要经常得到安慰和鼓励，牵住她的手跟她说，你会留下来跟她一起，永远不会让她再受到任何欺凌。

每天早晚照着镜子对自己说：**我用内心所有的爱照料我内心的小孩，她是健康的。**

对内心小孩的照料是一个持续的过程。你内心的小孩会始终存在，会始终找寻着你对她的安慰。这需要一段时间，但我已经治愈了我受伤的内心的小孩，相信你也能做到。

便笺

练习：与自己的心灵对话

关于照顾内心小孩的宣言

此时此刻，我完全热爱我自己。

满怀着爱拥抱我内心的小孩。

我愿意超越我自己。

我为我的生命负责，我是自由的。

现在我已长大成人，我会精心照料我内心的小孩。

现在我已超越往日的恐惧和局限。

我平和地对待自己和生活。

我可以毫无顾忌地表达自己的感情。

我热爱、赞美自己。

我创造自己的未来。

第二章

健　康

　　拥有健康的体魄是我神圣的权利。我思想开明，乐于接纳世上所有有利于健康的能量。我知道我身体的每一粒细胞都是充满智慧的，我也知道如何医治它。我的身体始终朝着最健康的方向发展。我排除一切不利于健康的因素，保证身体处于完全的健康状态。我了解有关营养学的知识，只吃有益于健康的食品。我关注自己的思想，只考虑有益于健康的想法。

　　我珍爱自己的身体。我把这种爱传递给身体的每一个器官，每一块骨骼，每一块肌肉和每一个部位。为我过去所拥有的健康，我用爱滋润我身体的每一粒细胞。我对我的身体充满感激。

　　无论何时何地，我都接受最健康的东西。

每当我在小花园中劳作时——精心地给土壤施肥、种植、收获、再循环使用的时候，我真的感觉到一种和谐的美，这种美产生于人与季节、人与天气、人与土壤、人与草木、人与世界上任何一个生物之间。我可以选取一块板结而贫瘠的土地，慢慢地把它变成一片万物生长的沃土。

正如培育花园一样，我们的思想和身体也需要呵护，使之保持健康丰富的生活。使身体健康的一个重要因素就是学会通过每天的饮食给身体补充高质量的营养。我们美国人好像不太注意健康饮食，而是越来越倾向于方便快餐。美国是西方世界平均体重最重、最容易生病的一个国度。我们过多地摄入高脂肪、经过精加工的食物，这些食物中都含有大量的化学制品。我们在以健康为代价支持着食品制造业。我们好像忘记了，体内的细胞也是活的，它们依靠有生命的食物来生长繁殖。生活已提供给我们所需要的一切，供我们享用，保持我们的身体健康。吃得越简单，我们的身体会越健康。

锻炼是保持健康体魄的另一个因素。不锻炼，骨质就会疏松，需要锻炼才能变得强壮。至于采取哪种形式的锻炼倒在其次。开始我们可以仅仅在街上散散步，以此使我们的身体硬朗起来。我们要把锻炼身体作为自己日常生活的一部分，使我们的身体和大脑一样柔韧灵活。

但要记住，使我们的身体保持良好状态的最重要的一点是，爱惜身体。为了保持健康，排除容易造成身体危害的消极信念是最重要的。我们需要不时对着镜子仔细审视自己，并对自己说"我棒极了"。每次看到自己的影子时，我们都需要给自己加加油。我们不必等到减肥了，肌肉发达了。胆固醇降低了或脂肪减下来的时候再这样做。我们现在需要爱护自己，并饱含着爱去倾听身体对我们的要求。我们应该永远感觉良好！

●●● 下面这些来信谈论的，与健康有关。

亲爱的露易丝：

我是位52岁的女士。两年前，我被诊断为肌纤维炎，症状是全身肌肉疼痛，经常感觉疲劳。我正注意锻炼身体、调整饮食、调节情绪、保持良好的精神状态，以改变现状。但我热切地希望你能给我更多的帮助。

我是一所社区学院的学习问题专家，我有一个幸福的家庭——爱我的丈夫、可爱的孩子和孙子、孙女。虽然我的意识迫切需要表达，但是我好像无力表达出来。我双脚抽筋，就像蛇蜕变似的，感觉有一股力量要冲出肌肤。我觉得这主要是信任问题，但我又怕失去这种信任。有什么好的建议吗？

亲爱的朋友：

从我对肌纤维炎的研究来看，精神紧张好像是主要原因。耿直倔强的性格容易使肌肉紧张扭曲；紧张、恐惧和忍耐会使身体抽筋、紧缩。我强烈建议你参加瑜伽训练班，那些练习会对你大有帮助，教你学会如何放松肌肉，如何放松思想，摆脱思想负担。

你的意识迫切需要表达，但是你没有说出要表达什么。你的双脚暗示你要出去走走，脱掉鞋子跳一支舞，到草地或沙滩上跑一跑，把自己想象成一只小鸟，在空中自由地飞翔。给自己松松绑，解放自己，请上一个月的假，独自一人到外面待上一阵子。每呼出一口气的时候，就坚信下一口气还等在后面，这样的信念同样可以用于你以后的生活。整个世界在迎接你。对自己说：**我充满活力，而且是自由的。我要去飞翔！**

第二章 健 康

亲爱的露易丝：

我是一个40岁的女人。从我小的时候，妈妈就整日酗酒，爸爸则言行粗鲁。大约两年前，我开始"思想斗争"，因为有个特殊的问题一直难以启齿，但我知道，要想克服它，我必须说出来。

我美貌聪慧，可我为何要"自残"呢？我不知道是从什么时候开始，我爱撕下脚上的皮，然后把它吃掉。有时我会沉醉其中，直到脚流血为止。我还有个头皮的问题——无论我洗头发有多勤，或无论用什么样的营养液或洗发水，头皮都会剥落。确切地说，还没等头皮剥落，我就开始挠，直到挠出血为止。

我从你的一本书上得知，对待皮肤的态度与价值判断有关，我认为这是我的生活状况和经济状况造成的，因为我每月都找到某种方式破坏我所拥有的一切。我急切盼望你的回信。

亲爱的朋友：

在你还是个孩子的时候，他们没有善待你。现在你又在继承你们家族的传统，开始捉弄自己。你的潜意识里依然相信你陈旧的家庭观念，即你不够善良，理应受到惩罚。我们小的时候太听话了，以至于几乎会接受任何一种家庭观念，无论它是多么令人费解，多么不切实际，甚至看来多么愚蠢。好了，现在你已经作了忏悔，减缓了罪行，一切都该结束了。你不会再受到任何惩罚，也不会再受到任何诅咒。

忘掉过去！从现在开始，希望你只想你真正所想的，想那些会给你带来欢乐，使你感觉愉快的事情。你的思想会创造未来，那就创造出你所能想象的最美好的未来吧！如果你发现自己又开始挑剔，马上原谅你的父母。对自己说：**我原谅你们，我自由自在地爱自己！你的整个生活会变得越来越美好。**

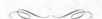

亲爱的露易丝：

> 我的左腹股沟处患有疝气。医生告诉我，只要没有什么感觉，就不严重。可是，近几个星期来，时不时地就会疼起来，我决定去治一治。可每到这时，我就感觉恶心，做不成外科手术。
>
> 从此以后，这种事情又屡次发生。每当我为手术做好准备时，就会有一种无名的东西阻止我。我不明白这是什么，也想知道这是什么原因造成的。是不是我不该做手术？我做过的第一次手术非常成功，我也曾经认为自己的第二次手术不会有任何问题。你能否给我提些建议？

亲爱的朋友：

> 当障碍出现时，往往意味着不是采取行动的最好时机，你可以拖延一下，相信任何事情都在朝着最有利于你的方向发展。我不明白你有什么精神负担？疝气通常说明精神紧张和心理负担过重。想一想你怎样为自己减轻负担，你需要原谅谁？这也许是在你接受下一次外科手术前应该事先考虑好的事情。与此同时，把爱传递给你的身体，特别是你的腹部和腹股沟处。在早晨闭目冥想时，想象着看到一股康复的力量流遍你的全身，要知道你是天赐的圣洁的个体。对自己说：**我满怀喜悦和轻松地领悟生命。我的世界一切都好。**

亲爱的露易丝：

> 我迷失了方向，所以才写信给你。我结婚10年了，我的丈夫是一个酒鬼。虽然过去他总在戒酒，但最近3个月来，他又旧态复萌，我决定与他分手。我曾经试图说服自己留下来，接受这一现实，但我做不到。
>
> 我的胳膊和下颚总是疼痛，有时是浑身疼。我开始冥想，但事情好像越来越糟糕。我一直在做"宣言"，力图相信自己应该享受生命中的

第二章 健 康

美好。这种痛苦与折磨与日俱增，有时我真感觉自己孤立无援。医生让我服用抗抑郁症药，我想听听你的意见，因为我觉得除非万不得已，我不会服用那些药物。我浑身的关节和肌肉都好像变得又紧又疼。请给我提些建议，我已经受不了了。

亲爱的朋友：

感谢上帝，你把心里话说出来了。对你丈夫的酗酒，你不负任何责任，你也改变不了，继续留下来只会毁了你自己。祝贺你迈出了可喜的第一步。

现在，马上安排自己去体育馆。你内心充满了愤恨和热望，你需要把这些能量释放出来，体育锻炼是治疗情绪消沉的最好的方法之一。如果你不能去体育馆或去上瑜伽课，那么试试另一种方法：用你的两个拳头砸床，每天至少1次，同时把你的感情喊出来。你需要尖声喊叫和摔打来发泄。

不要服用含化学成分的抗抑郁药，试一些没有副作用的中草药，对缓解精神紧张和情绪消沉大有益处。

你需要爱，需要支持。也许这条宣言对你会有所帮助：**用我的爱保佑我的丈夫，愿他早日摆脱酒精的麻醉。我可以自由地创造出美好的新生活。**

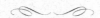

亲爱的露易丝：

我是位52岁的女士，最近的一次经历简直让我崩溃了。我从高高的护栏上摔下来，又多处骨折了。我本来就有点骨质疏松，这次灾难更是雪上加霜，我不得不去接受外科手术——打钉，嵌入金属板，取出粉碎的骨头。

目前，我在渐渐康复，但一想到医生、医院和病痛，我就紧张害怕得不行。可又不得不面对这一切，不仅如此，我还不能去工作。

　　你有什么灵丹妙药能帮我熬过这一时期吗？我知道，自己对身体病痛的恐惧会影响康复，但我也害怕物理疗法，因为那样太疼痛难忍了。

亲爱的朋友：

　　恐惧是我们要面对的最不可控制的情感之一。我感觉你的生活好像一直被恐惧笼罩着，我敢肯定这种恐惧来自你童年时经历的某件事。现在，你在用自己的思维恐吓自己，这可不是自爱的表现。

　　对自己说：**每只接触我身体的手都是康复之手，我是安全的。**这是你应该不断对自己重复的一句宣言。你想使自己心情平静下来，一定要满怀着爱祝福你的医生和为你治疗的其他人。音乐、意象和自我催眠都是能帮你度过治愈过程的好方法，在物理治疗期间，幻想一下迷人的景色，集中所有精力想象你将得到的所有好处。大脑的力量是无穷的，为了自己，好好使用它吧。

　　研究表明，使用自然的黄体酮能够有效治疗骨质疏松。我鼓励所有女性朋友要对自己的身体真正了解。

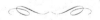

亲爱的露易丝：

　　近5年来，我一直忍受着腰骶部疼痛之苦，每次疼痛的强度都不一样，有时严重到难以忍受，身体只能倾向一侧。在你的《生命的重建》这本书里，你说这种症状可能是由于"对金钱的恐惧"或"缺少经济支持"所造成的。照这样理解，你的意思是不是我可能对金钱存在着恐惧心理，或者我害怕会缺钱？

　　而且，这种疼痛主要发生在我的右侧，而那边还患有唇疱疹和牛皮癣。早在1975年，由于一起工伤，我右手的5个指头就被切除了。这是不是造成现在这种情况的原因，或者是某种诱因？

　　最后一个问题：当一个人怀有信念却又对这些信念将信将疑时，这些信念还起不起作用？在康复过程中，信念真的会起到一定的作用吗？

亲爱的朋友：

　　解决病痛的最好的办法是处理好与父母的关系。我们身体的右侧代表男性的一面，而左侧代表女性的一面。看你所有的问题几乎都出在右侧，可以判断你和父亲可能有着深深的怨恨和尚未解决的矛盾。每当感觉疼痛，尤其像你那样不停地疼痛时，你其实在不停地感觉到内疚。然而我相信，你肯定没有什么可内疚的。

　　忍受来自过去的痛苦和怨恨，可能严重破坏我们的身体健康。我知道原谅一个人不容易，但它是拯救我们自己的唯一方法。我感觉你好像正在无意识中为自己建起痛苦的牢狱。

　　我们通常会无意放纵自己的思想，想起过去的痛苦，这样就可能给自己创造一个消极的环境，进而引导我们去做一些傻事。我建议你找个治疗专家或相关从业者帮你解除这些问题。

　　宣言对你一生都在起作用。你头脑中的每一个念头，你说出的每一句话都是宣言，并且都在你的生命中得到反映。过去，这些信念通常是消极的，并且产生消极的后果，现在，如果你愿意的话，你的思想和语言都可以是积极的、宽容的，你的生活会变得更美好。

　　用这样的宣言鼓励自己：**我允许来自心底的爱去治愈过去的伤痕，我是自由的。**

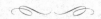

亲爱的露易丝：

　　我不知道你能否帮帮我。我27岁的儿子开始不停地痉挛，医生也不知道到底是什么原因造成的。你有没有好办法？他应该吃些什么？采取什么样的自然疗法？有什么书可以参考？有什么运动可以参加等等，我太爱我的儿子了！

亲爱的朋友：

　　我们现在正处于美国式饮食的第二代时期：垃圾食品、精加工食品及便利食品。你到超市看一看大多数食品上的标签，你就会发现我们都给自己的身体喂进了什么。

　　我愿意找好的营养学家和医生，一起帮你的儿子设计一个治疗方案。我并不是说保证营养是唯一的答案，但它确实在我们心理感觉上起着很重要的作用。到图书馆去查一查所有治疗疾病的自然疗法。路易斯·布鲁托写的《自救》这本书很棒，它概括讲述了不同形式的自救方法。希望你再试试其他的治疗形式，看看在哪些方面你能做些什么。

　　要知道并对自己说：**我的儿子是上天赐予的完美的孩子，正完美地展现他自己。**

亲爱的露易丝：

　　我患有严重的口臭，并遭受着折磨。它正难以想象地影响我的生活，特别是我的工作，因为我要与人面对面地打交道。

　　我曾去看过肠胃病专家（他没有发现有何异常），还去看过头、鼻、喉专家（他们认为一切都是精神作用造成的）。我服用各种维生素，不吸烟、不喝酒，其他方面健康状况良好。

　　我在考虑去找内分泌专家，帮我诊断一下是否我的腺体出了什么问题，我还希望咨询一下牙医，是不是我牙冠上的金属发出的这种怪味。

亲爱的朋友：

　　呼吸就是我们的生命力，它来自我们身体的中心部位，也经常代表着我们内心最深处的思想。持续的口臭可能反映了一件饱含怨恨或痛苦的非常重要的事情。如果你过去的某件事情需要原谅，我建议你开始努力采取行动。你或许不懂得如何原谅，但如果你说你愿意的话，上帝会帮你找到解决的办法。

从身体角度看，你去咨询牙医，这很好，因为牙冠腐烂通常会产生难闻的气味。或许接下来去看看牙周病医生，你可能会有脓漏。有时牙齿和齿龈需要深度检查以除去恶臭。营养在健康领域里所起的作用是多数人意识不到的，我也建议你去找个好的营养学家看看。吃过多的牛羊肉、糖和软饮料都可引起牙龈疾病。你甚至可能是对某种食物过敏。

对自己说：**我意识到来自我心底的甜蜜，我一直都能表达出来。**

亲爱的露易丝：

4大类食品中，我对其中两种过敏——奶制品和水果，而且我还不喜欢吃肉类。那么，我的选择还有两个，要么靠大量吃蔬菜，要么找到一个办法解决这一问题。

有时，我会不知不觉地开始吃我喜欢的所有食物，然后，就为之付出惨重的代价。从白酒、冰淇淋到止咳片，这些都在我的食用范围。我甚至食用含水果或鲜奶成分的护肤品。随之而来就会发高烧，奇痒无比，呼吸困难。有一次我做得过了火，被送到医院去抢救才拣回了这条命。

这听起来像是在自残。我承认，有时候，我真的是在自残。我只想把我的身体维护到最佳状态，如果达到这种效果的前提是不能吃这些食物的话，我也就不吃了。但是，我总是对自己的身体状况不满意，直到我最后不得不停下来，或者至少控制这一问题不再向更坏的方向发展。衷心希望你能给我提些好的建议。

亲爱的朋友：

首先，你为什么要吃对自己身体有害的东西？在我看来，你这样做似乎有些残酷无情，过去曾经发生过什么使你用这种方式来惩罚自己？

如果你天生就有这些过敏反应，那么你需要在这一生中有所选择地、冷静地对待它们。如果不是天生的，那么，这种情况是从什么时候开始的？当时你的生活中遇到了什么事？是不是有什么事情需要你原谅或弥补？你必须吸取其中的教训。

至少一两年内，我建议你只吃那些对你的健康有利的食物，你不能反反复复地折腾自己然后再恢复正常。我当年得癌症的时候，几个月的时间里，好像只能吃笋汤、笋芽以及很少量的其他食物。然而，我挺过来了，并且这也确实对我身体的痊愈有所帮助。

让我们用平和的心态面对目前的处境。在你领悟后，到更高境界之前，无论在哪里你必须始终保持平静。对自己说：**我喜欢那些对我身体最有益处的食物，当我心态平和的时候，答案就会浮现在我的眼前。**

亲爱的露易丝：

　　我的大半生，身体一直都很健康。然而，3年前，当我43岁的时候，我病了，还做了两次手术。在我身体恢复期间，我无意间读到你写的《生命的重建》，从此我开始大量阅读，发现很鼓舞人心。可问题是，自从那两次手术后，疾病好像接踵而来。生活中，我有那么多的事情想去做(工艺品制作、志愿者等)，我却病了，除了情绪沮丧我无事可做。我不能再像以前那样生活，而只能与疾病抗争。

　　我的潜意识传递给我这样的信息，这一连串的疾病（与消化系统和生殖系统有关的疾病）都是我自己造成的。但问题是，我生病的时候，以前读过的那些曾鼓舞过我的东西好像就派不上用场了。我也明白，如果是我自身原因导致的疾病，也应该能够自我恢复，对吗？可潜意识里我又害怕，如果做了类似宣言、冥想之类的事情却不灵，我会比从前更糟糕，至今我没有迈出这一步。你有何高见帮我重新扬起生活的风帆？

亲爱的朋友：

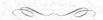

宣言、冥想等等只能提高你的生活质量。请不要加罪于你的疾病所造成的负担。你给我的信息是："我康复不了。"你病了，哪个父母会不心疼？你的父母有谁在43岁左右曾得过病而且一直没好？这是你闲下来或放弃做事的唯一理由吗？这些都是你必须回答的重要问题，因为这可能是个家庭模式。

再说，从身体角度看，43岁可能正是以前吃过垃圾食品或标准美国加工食品（20％的糖，37％的脂肪）开始显现缺乏营养后果的年龄。在超市，销量最大的是苏打、罐装浓汤、融化干酪和啤酒，以至于美国人是西方国家中体重最重、发病率最高的人群。我们体内的细胞是有生命的，需要有营养的食物供他们生长、繁殖。

我们想什么、吃什么就会成为什么样子。我们需要更多关注给自己的身体喂了些什么。我对吃的观点是：地里长出来的就吃，不是地里长的不吃。水果、蔬菜、坚果和粮食都是地里长出来的。加工过的食品，无论包装多么诱人，都不能支撑生命。你可能会大吃一惊，原来改变饮食能收到这么积极的效果！对自己说：**我是开明的，我善于接受通往健康道路的每一步。**

便笺

练习：分析你对健康与疾病的信念

_ _

_ _

_ _

_ _

_ _

_ _

_ _

_ _

_ _

_ _

_ _

第一章 健　康

保持良好健康的宣言

我爱我的身体。

我的身体热爱健康。

我的血液拥有生命和活力。

我身体的每一个细胞都感受到爱。

我应该拥有健康。

我知道如何照顾我自己。

此时此刻的我比以前任何时候都健康。

我满怀着爱倾听来自我身体的任何信息。

我精神焕发，精力充沛，充满活力。

我对我完美的健康感激不尽。

第三章

教　育

　　我从未停止过学习，所以我对世界的理解与日俱增。每一天我都会得到更多来自生命的启示，心胸变得更为宽广。我真高兴来到这个世界，这里让我的心灵充满了美好。对于我来说，生活就是不断学习。每天我都会敞开心扉，睁大眼睛，发现生活中的新事物，接收新思想，认识不同的人，感知身边的事和内心的变化。我对世界理解得越多，我的世界就变得越大。

　　我正被头脑里那些崭新的想法指引着、催促着，自信地聆听着来自生活，来自这个世界的教诲。

在这个世界上我们做什么工作并不重要，不管是银行经理还是环卫工人，家庭主妇还是战斗英雄，大家的心底都拥有自己的生活智慧，这种智慧与宇宙真理休戚相关。如果我们愿意追问自己的内心，追问自己真正的愿望和需求，并且认真聆听，我们就会得到答案。在别人的判断面前，我们永远不能放弃自己的智慧和力量，不能听凭他人告诉我们需要的是什么，什么是正确，什么是错误。我们自己才是生活的主宰。当人们懂得了这个道理后，才能找到真正属于自己的生活之路。

我在培训班里曾经遇到一位女士，她的父母竭力建议她报考法律院校，身边的亲友也同样相信她应该从事法律工作，然而她自己的梦想却是做一名演员。她尝试去考取法律院校，但只努力了1个月就放弃了，最终还是决定去学习表演，因为那才是她的梦想。但是，这位女士很快变得情绪低落，精神沮丧，因为她梦见自己最终一事无成。她始终无法消除心中的疑虑，始终觉得自己已经犯下了一生中最大的错误。当我问她在梦里听到了谁的声音，她说："父亲"。

很多人都有类似的经历。那位年轻的女士希望成为一名演员，而她的父母却希望她成为一名律师，她因此而困惑，直到最后才意识到，唯一正确的还是做自己真正喜欢的事。她一开始就应该聆听内心的声音，就应该明白要取悦自己而不是取悦别人，孝顺父亲不需要牺牲自己的理想。

即使是亲人出于关爱为我们选择人生道路，我们也要坚持走自己的路，这无疑是生活中一个巨大的挑战，我们的存在不是为了实现别人的期望。我始终相信所有的事情都会有一个好的结局，但是处在困难当中的人们有时却无法看清这一点。每个人心中都有神的智慧，信任那份智慧能够帮助我们面对生活的挑战，帮助我们在生活的道路上获得力量，获得满足，获得生命所能赋予人类的一切快乐。

●●・下面这些来信谈论的，与教育有关。

亲爱的露易丝：

当我把最小的孩子送进学校的时候，我自己也非常想回到学校继续学习新的知识。但是，我现在要照顾丈夫和4个孩子，我觉得丈夫肯定不会同意我这么做的。我觉得他在我和孩子的事情上并没有投入足够的精力。有时他甚至会说："是你自己愿意要这么多孩子的，所以你现在必须作出牺牲。"

难道一旦有了孩子，女人就注定要失去自己的梦想吗？我该怎么办呢？

亲爱的朋友：

我觉得你丈夫似乎是在害怕，他怕一旦你去实现自己的梦想，他就会失去你，怕你会超过他。我相信一些传统观念在他心里根深蒂固，正是这些观念告诉他女人应该处在什么位置上。

但是，你有权满足自己的需要。如果你自己都不为自己考虑，别人又怎么会为你考虑呢？你的想法只存在于你自己的内心，而这里正是你开始改变的地方。去学习、读书、听广播和讲座，你会在图书馆里发现很多有用的东西。

让内心为你呈现你所期望的生活。默念那些对自己有用的话，记住，这些话是所有你愿意相信并对自己诉说的东西。你应该放弃丈夫有权支配妻子的想法，坚信妻子有权得到丈夫的支持。对自己说：**我的家人完全支持我去实现自己的梦想。我有权得到生活中属于我的所有美好。**

亲爱的露易丝：

我是一名大学生，多年来我一直对你的那些思想很感兴趣。我经常在假期大量阅读关于自我帮助的书，好让自己能够忘记从前，宽恕自己，能够增强自信和自尊。我在读的这所大学对我来说是一个很大的挑战，专业课程虽然很有意思，但是难度也很大。每一次终于熬到学期结束的时候，我都会感到心力交瘁，因为每个学期几乎都是在开夜车、过量饮食、孤独、担心学习成绩不好的压抑气氛中度过。

每学期结束，都是我"从头开始"的时候，我每次都会努力恢复体力和自尊。我还要在学校中度过相当长的时间，我不希望自己的学习过程如此狼狈，我想开心一些，帮帮我吧，任何建议我都会十分感激。

亲爱的朋友：

你为什么把成绩看得如此重要呢？它们只不过是纸上的一些符号而已，与你的真实价值和自尊没有任何关系，你应该立即停止把这些消极的数字再往身上背了。我觉得现在的考试已经多得不像话了，分数正压得学生们抬不起头来。其实，考试只不过指出了你知道什么，知道了多少而已。

让每一天都能从清晨的内省中开始，告诉自己，学习正在一天一天变得简单起来。相信自己的价值，并对生活给予你的每一段经历心存感激，学会享用每一刻的快乐。这是你的生活，你爱生活，生活就回报以爱。对自己说：**我的生活是成功的。无论走到哪里，生命的体验都会丰富。**

亲爱的露易丝：

我是一名19岁的中学生。我刚刚在高考中失败，眼下正在复读，准备明年再考。这让我心里很难受，要是我以前努力学习，肯定已经被自己心仪的大学录取了。我不光爱偷懒，而且能力平平，这让我非常内疚。上帝并没有让我到这个世界上来做一个白痴，我觉得自己以前的行为简直是犯罪，这严重地挫伤了我的斗志。我想重新开始。你能给我提些建议吗？

亲爱的朋友：

对你来说，最好的重新开始，就是开始爱自己。告别"我不行"的想法和做法，那不仅是在浪费时间，更是在浪费精力。后悔是一种非常可怕的习惯，如果你此刻不能下决心克服它，它将会纠缠你一辈子。

你应该这样看待遇到的问题：我学到了非常宝贵的一课，现在是我继续前进的时候了。我相信这个学年一定为你准备了很多美妙的经历，因此，建议你花上1个月的时间，每天对自己说500次下面的这句话：**我爱自己，赞美自己。**相信，你的生活从此会变得越来越美好。

亲爱的露易丝：

我是一名大学生，我发现自己很难与自己的内心进行交流，比如，我无法让自己安静下来冥想，我也很难在美术课、音乐课上集中精力。但是我认为，没有这些方面的修养，我将无法真正地学习、创造和调养心性。

阻碍我与内心交流的原因可能有两个，一个是小时候父母改变了我"左撇子"的习惯，可我一直觉得自己还是习惯用左手，因此，每当我忍不住开动了"右脑"的时候，我会觉得有一种负罪感。另外一个可能的原因是我发现身边很多所谓的权威和伙伴实际上并不值得信赖，然而他们却试图以某种方式控制我或影响我，这使我在生活中不敢相信什么人。这些情结在我的心里形成了某些障碍，在我和自己的内心之间造成了距离。同时，我的记忆力和协调能力非常差，我很难把一首歌从头到尾唱下来。而且，即使有时候我能在心里把事情考虑得条理清晰，可就是没办法把它表达清楚，开口便错。我到底怎么了？

亲爱的朋友：

　　你的信让我觉得生活似乎成了你的"负担"，而实际上生活应该是简单而轻松的。你应该学会放松身心，为你内心的能量打开那些被封闭了的通道。

　　请你原谅父母吧，虽然他们强迫你使用右手，他们只是在尽自己最大的努力为你着想。我想你现在做事情的时候，两只手肯定能左右开弓。

　　你很可能有某种学习障碍，甚至是阅读障碍。但这些问题都可以被克服。你应该去作一些心理测试，确定究竟是什么问题，以便对症下药。

　　丢掉负罪感和恐惧感，让自己学会生活在现在，生活在今天，生活在此时此刻。当你读到这里的时候，深深地吸一口气，慢慢地呼出去，然后告诉自己：**此时的我即是最完美的我。**学习对于我来说是件轻松愉快的事，我一点不用着急。这次经历只是你必修的一节功课，你需要让自己的精神重新融进我们的宇宙。你不会被遗忘，你正被天地深深地爱着。

亲爱的露易丝：

　　我正在着手制订一个心理援助计划，以便帮助我的高中学生增强自尊和自爱。在计划的实施中，我们尤其希望能够让那些自我感觉最差的学生得到帮助，这个计划将持续几周。在这里我非常希望得到你的指点，以便让我的计划更加合理有效。

亲爱的朋友：

　　为了青年人的身心健康，你正在奉献着自己宝贵的时间和精力，这真让我感动！这件事情太有意义了。我愿意和你分享我总结的"自我关爱的10步"，它曾经帮助了不少人，希望也能对你有用。顺便致以最美好的祝愿，祝你的计划成功！

自我关爱的10步

1. 停止所有的批评。批评和抱怨从来不能解决任何问题。不要批评自己。接受你现在的样子。每个人都会改变。当你批评自己的时候，改变是消极的、负面的；当你赞扬自己的时候，改变是积极的，正面的。

2. 不要自我惊吓。不要用自己的思想恐吓自己。这种生活方式太糟糕了。找到一个能为自己带来内心愉悦的形象（我的形象是黄玫瑰），当你感到害怕的时候，立刻让思路转到这个"快乐大使"身上。

3. 温和、善良、耐心。对自己温存些。当你尝试新的思路之时，给自己足够的耐心。用你对待心爱之人的方式对待你自己。

4. 善待自己的心灵。自我怨恨等于否定自己所有的思想。不要为了那些想法怨恨自己，应该慢慢地调整那些想法。

5. 赞美自己。批评使人心情颓废、精神沮丧；赞扬让人精神饱满、士气高昂。尽可能多地表扬自己。对自己说：你的每件工作完成得都很出色。

6. 自我支持。想尽办法支持你自己。向朋友伸出你的手，寻求一切给你支撑的力量。主动寻求他人的帮助是一种坚强的表现。

7. 对自己宽容。告诉自己，曾经犯下的错误是为了满足某种内心的需要。现在，你正学习通过新的、更加积极的方式满足那种需要。所以，用自己的爱消解曾经的错误。

8. 照顾好自己的身体。学习保健知识。为了保持旺盛的精力和活力，你应该为自己的身体添加什么燃料？坚持锻炼。你喜欢从事何种运动？珍惜和尊敬你的精神寄寓其中的神殿。

9. 镜子疗法。经常在镜子里注视自己的眼睛。把你对自己与日俱增的爱明确地表达出来。面对镜子的时候，原谅自己所有的失误。并且和你的父母交谈，同样地原谅他们。每天最少对自己说上一句："我爱你，我真的爱你。"

10. 爱自己。现在就开始吧！不用等待任何事情，比如"感觉好些了"、"节食了"、"找到新工作了"或"认识新朋友了"，现在就开始——用你最好的方式。

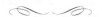

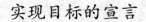

实现目标的宣言

我的生活很精彩。

我靠自己的努力生活着。

我享受着自食其力的快乐。

我要探索自己不同的存在方式。

我乐于探索新的生活道路。

我的生活非常完整。

我在内心深处感到了生命的满足。

我为自己提供所需的一切。

成长对我来说再安全不过了。

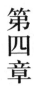

第四章

友

谊

　　每个人都是和谐整体的一部分。当我与朋友一起愉快地工作和生活时，内心总是充满无穷的力量。我们会通过种种可能的方式相互支持，相互鼓励；我们关系融洽，感情笃深，彼此尊重，相互关爱，生活中我享受着尊严、安详与快乐。

　　就个人来说，我是健康的、幸福的、愉快的、充满爱心的；对朋友来说，我尊重他们、支持他们、与他们无话不谈、和睦相处。

友谊可能是人生中最为长久、最为重要的人际关系。一个人可以没有恋人，可以没有配偶，可以没有家庭，但是如果没有朋友，大多数人恐怕不会享受到生活的幸福。我们降临到人世间，父母是不能选择的，但朋友却可以由我们自由选择。

朋友可以补充或者替代家庭成员。多数人都需要与人分享生活体验。友谊，不仅可以使我们更多地了解他人，而且能够更多地了解自我。

友谊是自我的一面镜子，它映射出我们对友谊所追求的品位和信仰。我们不希望自己的朋友去做的一些事情，往往反映了我们自己的所思所想。只有那些在某种程度上与我们互补的人，才有可能吸引我们的注意力，成为我们的朋友。当朋友之间的这种结合点松动时，我们可以回顾一下童年时期的一些类似的事情，就会明白其中的原因。比如，当一个朋友靠不住了，或辜负了自己时，我们需要的是自我反省。分析一下自己哪一点让别人信不过了，什么时候自己辜负别人了，然后需要整理一下自己的内心世界，摈弃那些消极的东西，逐渐学会接纳自己以便能够更好地去接纳别人。

试图改变朋友身上的所有缺点是徒劳无益的。我们不可能强迫别人改变什么，所能做的只能是尽量主动创造思想交流的机会，使他们在想要改变自己的时候有改变的可能性，但是我们不能刻意去追求理想的结果。世上每个人都在履行着各自的职责，如果硬性地去限制他们，他们只会更加我行我素、重蹈覆辙，因为他们并未达到自己想要达到的目的。我们只能去关爱他们，允许他们成为真正的自己。

●●· 下面这些来信谈论的，与友谊有关。

亲爱的露易丝：

　　我是一位相貌姣好、年近30的女士。我曾帮助过我们居民楼里的另一位女士，她朋友不多、相貌平平、身材肥胖、缺乏自信。但我发现她人很聪明而且幽默。虽然大多数时候跟她在一起很快乐，但她却越来越多地跟我过不去，她经常会说"哎呀，看你下巴上的小痘痘"，"你的头发怎么这么干燥啊"，"你的小腿肚子真粗"等等。

　　我从不跟她计较，因为我很替她感到悲哀。但是她的话真的很伤我。我知道她是自身缺乏魅力，为了寻求心理平衡才故意吹毛求疵。我不想伤害她的感情，但我恐怕哪一天会忍受不了而对她大发脾气，让她知道我的厉害。

　　我该怎么办才能既解决问题，又不中断我们之间的友谊呢？恳请你给予建议。

亲爱的朋友：

　　我认为你没有必要大发脾气，主动去找她证实你的猜想，她或许并没有意识到自己的所作所为。我们每个人都会无意识地、习惯性地去说或者去做一些事情。下次她再挖苦你的时候，你就直截了当地对她说："你在挖苦我。"或"你挖苦的太多了，难道你没意识到吗？"如果你这样提醒她了，她再犯时，你就可以毫无顾忌地再次提醒她，"你怎么又挖苦我了。"

　　你也可以有针对性地设计一个游戏，告诉她："你再挖苦我时，我就会说你是'紫南瓜'。"你这样做时要倍加小心，假如她认为你不是在帮助她，而是在有意伤害她，那就是她的问题，这正是她缺少朋友的原因。同情她，帮她改掉不良行为。如果你真的喜欢她，就直言不讳地告诉她，让她自己选择是改还是不改。对自己说：**我会开诚布公、诚恳而友好地跟她谈。**

亲爱的露易丝：

我有一个好朋友，事实上他是我唯一的好朋友，我们已经保持了大约30年柏拉图式的关系(他70岁，我54岁)。但有时，我常常觉得他影响了我的身心健康。他似乎耗尽了我的精力，使我变得空虚、易病、情绪消沉(他自己多年来一直情绪消沉)。他并不是有意以这种情绪影响我——事实上，他是一个心地善良、慷慨大方、体贴入微的人。可是，最近10年来，我对他的这种反面印象一直折磨着我，使我感到绝望，看不到一丝光明。

大约20年前，一位占卜者也曾说我们俩命中相克。这种关系让我进退维谷，束手无策，我到底该怎么办？恳请你给予指教。

亲爱的朋友：

许多人都是"榨汁机"，他们无意识地耗尽周围人的能量。情绪消沉实际上是一种内化的愤懑，情绪消沉的人往往对处境深感不满却无力改变，他们不善表达。或许你的朋友童年时经历的一些不快，现在仍在影响着他，你不能因他消沉而跟着消沉。

现在，为什么你"唯一的朋友"成了一个"耗干"你的人？你这样做值得吗？不要把自己的命运让20年前的一个占卜者左右，即使他说的有道理，你也应该自己拿主意。想开一些，不能束手无策，振作起来，你还年轻，美好的前程还在等着你。这座城市里有几百万人，你应该走出去，加入他们的行列去寻找欢乐，去结交志同道合的新朋友。出去寻找快乐吧，彻底改变一下自己的生活。注意时常对自己说：**我心胸开阔，乐于接受新生活。**

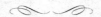

亲爱的露易丝：

我是一位女士，我与最好的朋友一起生活10年半了。由于我已长大成人，越来越自爱，自尊心也越来越强（克服了童年的官能障碍以后），我最好的朋友／室友也变得越来越离不开我。我跟其他人的任何来往她都会十分嫉妒，甚至觉得受到了威胁，尤其是我跟男人保持亲密关系时。

每次当我去约会或者正要跟一个男人亲近时，她总是"从天而降"，有意制造一些"巧合"或突发事件。去年，出乎意料地，她突然宣布自己是两性人，而且正为我而着迷。从此她变得行为怪异起来——随意用我的东西，跨出以前从未逾越的界限。

我曾考虑过搬出去住，但是由于经济原因我还离不开她。我珍惜这份友谊，可是所发生的一切又让我烦恼不堪。我该如何摆脱这种境地而又不伤和气？请帮帮我！

亲爱的朋友：

你的朋友害怕失去你，然而她又不打算尽自己所能来培育这份感情，所以你俩之间的隔阂越来越大。是自尊地独立生活，还是保持这种你显然已失去兴趣的友谊，恐怕你得在两者之间作出选择。

永远不要因为自己有求于人而忍辱地呆在一个可怜的环境里，尤其是出于经济原因，而且将来你也会为此而懊悔。

继续保持你的自信和自尊吧，不要再犹豫不决地问："对我来说什么是最好的？"跳出这个小圈子吧！别人把事情搞得一团糟，你还容忍着，你付出的太多太多了。对自己说：**摆脱目前的困境，好运将会来临，我们是安全的。**

第四章 友谊

亲爱的露易丝：

　　我不知该如何处理我和一位老朋友的关系，每次我和她开始接近的时候，她好像总是马上就会脱身走开。我俩已经是19年的老朋友了，但我总感觉到只有我在维系这份友情。有时她很开放、很可爱，有时却又冷漠无情，让我琢磨不透。几年来，我们交流过多次，可她说如果她真是这样的话，那也是无意的，其实她一直把我当作最好的朋友。可是在我上班后把一个很滑稽的传真传给她时，她几个星期都没作出任何反应。

　　很难向你解释清楚，露易丝，但我内心深处急切地想知道她是否有什么问题，我觉得这种境况与她有很大的关系。我该如何与这么一位不需要别人的人交往？

亲爱的朋友：

　　我知道你对你的朋友很关心，我也很高兴你对她的这份感情是发自内心的。正如你说，当你觉察到她"有问题"时，你就可以立即反馈给她，这才是最好的方法。然而，既然是朋友，我们就应该接纳他们的个性，而不是强迫他们成为自己理想中的样子。记住，尽管19年来你一直在试图改变她，但她还在接纳你。

　　拥有这份友情，你就好好享受它吧！我跟我的每一位朋友都有着不同的友情，我不会试图改变他们中的任何一个。我有很多亲密的朋友，但是有的我们一年见一两次，有的甚至两年才见上一面。每次见面时，我们都高高兴兴，分开后，我们又彼此牵挂。

　　所以，热爱和接受她的个性吧，有时间就去看看她，以平和的心态尊重这份特殊的感情。对自己说：**我接纳朋友的个性，我的朋友也以他们的方式在爱我并接纳我。我周围的世界是美好的。**

亲爱的露易丝：

有一个道德问题让我为难。我有两个朋友（一个男性、一个女性）工作上面临同一职务的竞争，这份新工作需要申请者必须具有正规的4年本科学历，虽然他俩在履历表上都显示是本科毕业，但我恰好知道事实真相——我的那位男性朋友实际上只接受过1年的大专教育，我特别担心他获胜，让我的那位女性朋友因此而失去机会。

我不知该怎么办才好，我应该保持沉默让上帝去处理这件事，还是直截了当地告诉那位男性朋友不该申请这份工作？但这件事跟我又有什么关系呢？我不知道该怎么做。

亲爱的朋友：

我们通常都会花很多时间去关注别人在做什么而且总在试图"纠正"一些东西，然而，我们每个人都按自己的逻辑做事，同时别人也按他们的逻辑在对待我们，因此，我们没有必要去干涉与自己无关的事情。我认为管闲事没有什么好处，除非发生了对其他人造成生命危险的事，我每次管闲事以后都会引火烧身。

除非这次升职影响了你现在的职位，否则，别去管它。不要把它看作是自己的事情。对自己说：**谁最适合这份工作谁就能获得升职**。然后看看上帝是如何处理这种情况的。在办公室里营造一种和谐的工作氛围，使每个人都得到尊重，愉快地工作，确保所有人都有安全感，每个人都会受到保护。

第四章 友
谊

亲爱的露易丝：

　　我是一位40岁的男人，我有一个朋友同时也是生意上的伙伴。大约3个月前，他雇用了他的妹妹——一个既无魅力还长着胡须的肥胖女人在前台工作。她刚从另一个职位上被人解雇，而且丈夫和孩子还全靠她照顾，我的朋友很同情她，我也是。可惜，这种好心并未得到好报，这个女人经常辱骂客户、顾客和其他雇员，工作效率很低。坦率地说，她的不修边幅确实让人生厌。

　　我相信，这个女人所起的反面作用正在破坏我们的生意，而且令周围的每个人都感到不快，但我又不想让我的朋友因我要坚持让他的亲妹妹离开而左右为难。再说，若因我的建议解雇这个女人，让她再次失去工作，我也会有负罪感，真是进退两难。你是否能给我提些建议？

亲爱的朋友：

　　你容忍这个女人辱骂你的客户和其他雇员，你还怕伤了她的感情！你怎么能这样做呢？你真想毁了你的生意和雇员的士气吗？你有什么理由惩罚那些优秀的雇员？你必须立即停止这种做法，否则你的生意真得做不下去了。一个团队的优势总是远比一个人的优势更重要，尤其当她是个爱惹麻烦的人时。

　　说了这些，我们该认清楚了，到了考验你外交技巧和决断力的时候了。你可以练习着把想说的话事先写下来，甚至可以对着镜子试一试。你需要跟你的朋友真诚地进行一次职业性的交谈，你要把这样的想法向他传递，长远来看，继续容忍他妹妹的不良行为实际上并不是在真正帮助她。或许你可以让你的朋友认识到，如果他真诚地、温和地提醒他妹妹改变自己的行为，会帮她过上更好的生活。他妹妹或许经过某种形式的治疗找到自己肥胖和爱骂人的原因，或许她在用这种方式掩饰自己的痛苦，她需要彻头彻尾地改变自己。请不要让她在这条具有破坏性的道路上继续走下去了。对自己说：**我的生意兴隆、和谐发展，每个成员都有安全感。**

便笺

练习：回想朋友的支持

- -

- -

- -

- -

- -

- -

- -

- -

- -

- -

第四章　友谊

增进友谊的宣言

我愿意放弃自己身上那些破坏友谊的东西。

我珍爱、认可自己，像磁铁一样吸引着我的朋友们。

我相信自己、相信生活，我相信我的朋友们。

我珍爱、认可自己才容易珍爱其他人。

即使我犯了错误，我的朋友也能帮我渡过难关。

我值得被人支持。

我的朋友都是充满爱心、相互支持的。

我和我的朋友完全享有各自的自由。

我的爱和对其他人的认可，创造永恒的友谊。

第五章

浪漫的爱情

　　人际关系是美妙的，婚姻是美妙的，但它们又都是短暂的，因为总有终结的时候。永远与我同在的一个人是我自己，我与我自己的关系是永恒不变的，因此，我才是我最好的朋友。每天，我都会花些时间与自己的心灵沟通，我安静下来，感觉自己的爱流遍全身，化解所有的恐惧和愧疚。我能感觉到爱正渗入我体内的每一粒细胞。我知道我始终且毫无保留地爱着我及所有人的圣灵同在，爱着我们的圣灵就是创造了我的圣灵。因为我在内心为自己创造了一片爱的天地，所以我才把那么多仁慈的人吸引到了我身边，经历了那么多令人难忘的事情。

　　该把我对人际关系的想象释放出来了。

"有追求"是导致爱情受挫的罪魁祸首。如果你期待另一个人来"修正"你的生活或期待其成为"优于你的另一半"，那么你恰恰走上了失败之路。因为你又会重新渴望回到婚前的快乐，渴望得到足够的幸福，直到不再需要爱情。

　　同样，如果你与某个连自己都不爱的人在一起，那么，你也不可能真正使其幸福。在那些不可靠的、屡遭挫败的、妒忌心强的、不心甘情愿的或怨声载道的人眼里，你永远都"不够好"。有时我们自己也搞不明白，为什么我们尽力去善待我们的伴侣，而他们却不知道如何接受这种爱——因为他们不知道自己是谁。生活是一面镜子，我们所追求的东西往往就是我们自身具有的一些品质或信仰。我们对自己和婚姻关系都有我们自己的看法，别人对我们的评价也只是他们自己的观点而已。我们必须懂得，生命一直都在毫无保留地爱我们。

　　当你着手解决你们夫妻之间的矛盾，试着把自己当作爱人，给自己多一些爱和浪漫，向自己证明自己是多么与众不同。宠爱自己，给自己来点儿温情和欣赏，给自己买些花，让自己喜欢的色彩、织品和气味包围着自己。生活总是反映出我们内心的感受，随着你内心的爱情和浪漫情愫的增长，与你分享这种隐秘情感的人就会像磁铁一样被你吸引到身边来。最重要的是，跟那个人在一起，你不必放弃真正属于自己的那一面。

●●●●下面这些来信谈论的，与浪漫的爱情有关。

亲爱的露易丝：

为什么我们没有一个模范夫妻的"神授模式"？为什么上帝没有给我们提供一个样板？我们现在已有的典范，如耶稣基督、佛陀、德兰修女、赛巴巴等都是独身一人，然而，恰恰是他们在教我们如何去爱。浪漫爱情本身有什么问题吗？浪漫爱情仅仅是我们臆造的吗？我需要事实来支持，来帮我找到所有这些答案。

亲爱的朋友：

你永远都找不到"所有的答案"，因为生活的博大远远超过我们人类的想象。越来越多地理解生活是很值得努力的事情。你问了一个很好的问题，很值得我们深思，肯定其他读者会有他们各自的回答，以下是我的一些想法。

记住，你提到的那些凌驾于人类之上的精神领袖选择了那条路作为自己的全职工作，几乎没有时间去经营家庭生活。到目前为止，好像还没有哪个人愿意来创造这种模式，上帝与此毫不相干。如果我们希望有这种"神授模式"，那么就自己创造吧，也许下一个受难者将是一个女人，而且愿意选择一个男人作为终身伴侣。

浪漫的爱情是美好的，每个人的生活都要被它所触及。然而，还有很多比浪漫更值得追求的东西，这就是毫无保留的爱，这也是那些为人师表者希望他人学习的。每天早晨我都会对自己说：**今天，愿我的理解力再深刻一些，以便我对生活的了解更多一些。**

第五章 浪漫的爱情

亲爱的露易丝：

我是个43岁的女人，至今未婚。我一直期盼生活中能有个完美体贴的丈夫。我也加入了许多单身组织，但始终一无所获。

我决定继续寻找，直到找到完美的伴侣为止。但过去的4年是我一生中感觉最漫长、最孤独的4年，没有人拥抱我，没有人亲吻我，可是我尊重自己性别的神圣本能，还一直在追寻。我一直想知道上帝是否在倾听我的祷告，或者我是否应该永远独身一人生活下去。一想到存在这些可能，我就泪流满面。我想象不出自己将怎样忍受这一切。我应该停止祈求美好的婚姻吗？我要放弃吗？

亲爱的朋友：

　　我理解你的渴望，渴望有一位完美的伴侣走进你的生活，与你一起分享爱，在这一点上，你并不孤独。可是目前，你没有找到这个人，而且使自己沉浸在痛苦中。我过去也希望生活中有一位体贴的伴侣，但是至今还没找到。我也有4年的时间没有被人亲吻过，然而，那段时间并没有成为我生命中最孤独的4年。我经常被人拥抱，因为我主动去拥抱很多人。由于自己的努力，我的生活丰富而充实。我对你深表同情，但我知道，你不必以这种方式让自己遭罪，你并没有受到上帝或生活的惩罚。

　　是的，继续为拥有一份美好的爱情祈祷吧，延伸自己祈祷的内容，将生活中的各种情感都包括进去。为幸福和快乐而祈祷，为满足而祈祷，为拯救这个地球所做的工作而祈祷。去做一些志愿者的工作，挣脱出来去帮助别人，拓宽自己的生活，给别人更多的爱，为自己生活中所拥有的所有美好的东西而心存感激。快乐起来！你原本就该享受生活。

亲爱的露易丝：

　　我40多岁了，我结婚的时候年龄不大，婚姻生活维持了13年，现在已离婚15年了。最近我爱上了一个已结识3年的温柔又漂亮的女孩。虽然我很爱她，可每当她提起结婚这一话题时，我就感到极度反感——既有对任何承诺的反感，也有对合法婚姻的反感。

　　一想到有个人要在经济上依赖我，我就"总是"感到害怕，然而，我感觉得出，女朋友期待在不久的将来能得到我对婚姻问题的回答，我不知道如何是好。我既怕因此导致关系破裂而失去她（这是我所不希望的，也会很伤害她），又怕我的优柔寡断会使她渐渐失去耐心。你能帮我克服这种矛盾心理吗？

亲爱的朋友：

　　说实话，你到底感觉怎么样？为什么会有这种感觉？如果不能面对面地回答这个问题，就把你写的信给她看看。如果你想与她继续保持良好的关系，就必须与她交流。如果你们俩不能推心置腹地交流，那就麻烦了。如果你确信自己真的在乎这个女孩，那么你会愿意接受一些劝告。请一位有经验的人帮你分析分析，肯定还有更多的原因是你所没有意识到的。

　　你和许多其他人一样，总让过去牵着鼻子走，总以为过去是什么样子，将来也会是什么样子。听起来好像第一次婚姻并不美满，而能摆脱它你显得很高兴。现在的你已经不是从前的你了，现在的环境也与过去不同了。

　　对自己说：**我摆脱了过去，我生活在今天。**珍惜这次感情，把它表达出来！

亲爱的露易丝：

　　我一直跟一个我深爱着的人保持着联系，虽然这种关系称不上是爱情。他知道我对他的感情，但他却声称目前不打算跟哪一个女人在一起，因为他跟女人之间有着不光彩的过去。可是，当我们单独相处或与其他人在一起时，他又表现得好像我们是一对夫妻似的。他身上有很多优秀的品质，但是他又容易急躁，有时对别人或对我还很粗暴无理。

　　我真的希望能找到一种方式跟他交流。不仅因为我对他怀有深深的感情，还因为我跟他在一起体验到的种种快乐。我希望以一种轻松愉快的方式与他相处，但又苦于没有方法。

　　现在我跟他的关系悬而未决，这也是经受了他的"暴躁期"后我所作的决定。我该怎样做才能既维护这种关系，又改善这种关系？

第五章　浪漫的爱情

亲爱的朋友：

　　你需要做的第一件事是读一读罗宾·纳伍德的《博爱的女人》，这本书对你现在所做的事情有一个很好的描绘。把你所说的"爱"交付给一个滥交的人是不值得的。看起来你好像被陈旧的思想所禁锢，认为如果你给予他足够的爱，就能改变他。这绝对没有用。你们的关系再发展下去，下一步他就会有暴力行为。

　　在爱自己和建立自信方面，你还有很多事情要做。或许你童年的经历使你对自身价值估计不足。对自己说：**现在我在深切体会我的自身价值和自信心。**我相信你做的肯定会比想的还要好得多。

亲爱的露易丝：

　　6周前，我对我的未婚妻说，我忍受不了她对我造成的种种伤害，想解除婚约，断绝我们之间的关系。从一开始我就觉得我们的关系平淡乏味，一直希望由她主动提出分手。

　　然而，6个星期没有跟她见面了，我还没有恢复正常生活。不知为什么，我又希望她能回来——虽然仍然感觉她并不适合我。由于经历过失败的婚姻，她心存愤怒和怨恨，始终不能释怀。有时她会冲我发泄，我只是容忍不了她这样做而已。

亲爱的朋友：

　　对我们大多数人来说，一段感情的终结都是很难处理好的，我们通常会把自己的能量施加给对方，认为他或她就是我们感觉到的爱的源泉。然后，一旦那个人离去了，我们就会一蹶不振。我们忘记了爱是存在于每个人的内心深处的，我们有能力选择自己的感情。记住，没有一个人、没有一个地方、没有一件事情能打倒我们。放她离开，祝她幸福吧。

　　我们中有些人太渴望得到爱了，以至于愿意维持一种乏味的关系，仅仅为了能与某人或任何一个人在一起。我们都太需要加强自爱了，只有这样，我们才能把那些最适合我们的人吸引到我们身边来。

我们必须对任何形式的凌辱说不，接受凌辱就等于告诉上苍，我们认为自己应该逆来顺受，结果必然会越来越糟。对自己说：**在我的世界中，我只接受善良、有爱心的人。**

亲爱的露易丝：

最近几年来，大家对于男女关系问题一直有激烈的争论，我自己也深入思考了这个问题。为什么有些女人把一些男人看得一文不值，而这些男人却还喜欢这些女人？无论多么好的一个人出现在他们面前，这些男人还是找借口把善良和爱拒之门外。据说，受到虐待的女人缺乏自尊，但是，男人的自尊却不像女人那样被广泛提及。你对这件事怎么看？

亲爱的朋友：

如果你的母亲从前把你看得一文不值，那么，你也会把这种待遇跟爱联系在一起。你长大后，就会去寻找像妈妈过去那样对待你的女人，好女人反而使你感觉不舒服，使你感觉不到爱。童年时被父亲同样对待过的女人也是如此，她们通常下意识地被能够继续实施这种凌辱的男人所吸引。

这正是宽仁之心为什么如此重要的原因。并不是说过去所发生的一切都无所谓，而是要把自己从怨恨和痛苦的牢狱中释放出来。我也曾有很多年生活在自怜和怨恨中，直到我原谅了过去，才开始为自己创造出美好的生活。在我们生活中，自怜和怨恨不可能创造出幸福和快乐。

所以你看，在与他人的关系中，我们都有舒适区域，这些舒适区域是在我们小时候就形成的，如果我们的父母用爱和尊敬对待我们，那么我们就会把这种待遇跟被爱的方式联系起来。像许多人一样，如果父母不用爱和尊敬对待我们，我们就会慢慢地对这种缺乏感到舒适，就会把受到的恶劣待遇与被爱的方式联系在一起，并且，我们会下意识地把这种模式运用到所有关系中。

第五章 浪漫的爱情

这种扭曲了的信念模式——受到恶劣的待遇即等于爱，在男女两性中都有存在，但是，在女性中更为明显，因为从文化的角度看，女性表现为弱者是可以理解的。因此，当她们的生命即将结束时，她们也更愿意接受自己是弱者的现实。然而，当今情况有所变化，越来越多的男性开始愿意接受自己是弱者这一境况。我们每个人都应有的宣言是：**我的心向爱打开。**

亲爱的露易丝：

大约1年前，我发觉丈夫一直在跟另一个女人来往，被我发现后，她就搬走了。但这件事给我精神上造成了很大的痛苦，我对自己失去了信心。我丈夫现在还声称我不是适合他的"类型"，而且在我们的关系中他感觉不舒服(我们的宗教信仰禁止离婚)。事情发生了，他明确地向我表明另一个女人对他更有吸引力，他真的不愿再维持这种关系。我一直在开导自己，可是当我跟他在一起时，我又总感觉好像自己不够好，失去了已树立起来的信心。我需要去找个人咨询一下吗？我丈夫已经不再看任何关于婚姻的书了，他不进行任何积极的思考，对咨询也不感兴趣。

我长得并不难看，身上也有很多优点，我知道别的男性会乐意娶我为妻。

亲爱的朋友：

虽然你面临那么多挑战，但目前对你来说，最重要的事情还是在自己身上多下些工夫，需要改变的人是你自己。对自己树立起信心，把自己看作是一个完美的人，不要试图刻意去赢得别人的爱——这样做不会有任何用处，别指望你丈夫会回心转意。爱自己，你会把身上所具有的方方面面的爱调动起来。

一旦你开始改变，你周围的人就会看到这些变化，而且会作出相应的变化。丈夫注意到你身上的变化时，他也许会有些变化也许不会有任何变化，变与不变，全在他自己。不能因这件事就把他看作是"坏人"，这种情况下，你们都不是有意刁难对方的。

你说被困于无望取胜的境地。想想看，小时候，我们无权选择自己的宗教信仰，但作为成年人，如果调查一下，我们就会发现有些宗教信仰对个人颇有益处的，但很多又有着限制人的严格条款，如果现在让你重新选择一种宗教，你会选择要求你必须跟不爱你的人在一起的那种宗教吗？选择让自己随心所欲的精神信仰不是更好吗？

当然，还是要找个专业人士咨询一下，他不仅会悉心倾听你所说的一切，而且会对你的成长过程有所指导。当你作出选择时，你会看到人们对此反响不一，包括你的丈夫。对自己说：**我是美丽而可爱的，我所做的每一个决定都是为了让自己更好。**

亲爱的露易丝：

　　我今年25岁，许多人都说我英俊潇洒，可是每当我接近女人时，她们好像都对我有些反感。我不是那种油头滑脑的人——换句话说，我不会打情骂俏或发表低级下流的言论，而是常说些"我觉得你真美，我喜欢见到你"之类的话。

　　难道女人不爱听这些吗？为什么我一直不能与一个女人建立起稳定的关系？在家里我是独生子，是我爸爸一个人把我带大的，我想知道是不是因为我从来就不习惯于与女人交流。你有何建议？

亲爱的朋友：

　　很显然，你给你所接触的女人发出了一个反面的信号。我认为行为，也就是你的言行，与此没有太大的关系。你有没有说服过自己原谅母亲的离去？你父亲对待女人的态度是怎样的？为什么他没有再婚？另外，你花上两三天时间把自己对女人的所有看法写下来，列个单子，然后再分析一下，看哪些看法是反面的，你也许能惊喜地发现一些隐藏在内心深处阻碍你建立关系的想法。

　　对自己说：**我愿意医治旧日的创伤，女人会爱我的。**

创造健康浪漫关系的宣言

我的心永远对爱敞开。

我可以安全地表达我的爱。

自信让我倍感安全。

我的生命中总有最完美的伴侣。

我乐于接受美好的、令人心怡的关系。

在我心灵的深处，有一眼丰沛无比的爱之井。

我来到世上得知，这里只有爱。

我与生活有着和谐的关系。

我为能跟别人分享爱而深感欣喜。

在自己的生活中，我在为爱创造大量空间。

第六章

情感问题

刻薄、恐惧、愧疚、怨恨、耻辱，当我终于在心里卸下这些沉重的负担，那种自由的感觉简直太美妙了。于是，我原谅了自己和他人。于是，所有的人都获得了自由。我愿意放弃所有曾经的恩怨是非，我不会再让历史的阴影多停留哪怕一分一秒。我原谅自己曾把这些负担背了这么久，我还原谅自己竟然不知如何爱惜自己和关心别人。人们都要为自己的行为负责，我们曾经付出的，生活还会还给我们。所以，我不需要惩罚任何人，我们都遵循着内心的法则而生活。我开始敦促自己清理身体里不懂得宽恕的部分，让爱充满内心。

然后，我再生了，完满了。

情感问题是人们最大的痛苦之一。每个人都会有愤怒、伤感、孤独、愧疚、焦虑或者恐惧的情感体验，当这些情绪持续地影响着我们的生活，让我们无法释怀的时候，生活就会逐渐变成这些情绪爆发的战场。例如，很多人觉得自己一无是处，他们总觉得自己状态很糟糕，而且永远也不会好起来。另外，一旦人们在自己身上发现了毛病，往往会变得挑剔并不自觉地从别人身上寻找同样的毛病。我们生活中最大的一个问题是：绝大多数人都不知道自己究竟应该放弃什么。我们清楚地知道自己需要什么，知道什么方式是无效的，但我们就是看不见是什么阻止了自己前进的步伐。

我们应该停下来认真想想自己的问题和行为方式，它们到底属于哪种类型——刻薄、恐惧、愧疚还是怨恨？这些情绪仅仅针对某种现象还是在生活中无处不在？你最常感受到的是恐惧还是愧疚？你生性刻薄吗？爱怨天尤人吗？我想说明的一点是，怨恨是被压抑着的愤怒，所以，当你觉得无法将愤怒发泄出来的时候，它就会转化成怨恨的种子，在你心里生根发芽并迅速蔓延。

我们不可能否定自己的各种情绪，也不可能若无其事地忽视其存在。长期以来形成的某些情绪或行为模式，比如自我厌恶、负罪感和自我否定，会增强人们的紧张程度进而对免疫机能产生不良影响。因此，彻底消除产生那些模式的原因，确保自己的身心健康是每个人的任务。每件事情、每种经历都会像镜子一样反射出我们真实的内心状态，当我们在生活中遇到不如意的时候，应该视其为一种机会，因为它让我们能够深刻地审视自己，对自己提出这样的问题："我该如何面对这件事呢？是什么让我觉得这是我自作自受呢？"

然后，我们会意识到：别人对我们所做的事和我们从前受到的教育并不重要。今天是崭新的，现在是我们为自己创造未来的时刻，我们有能力为自己的生活掌舵，这是千真万确的，因为，只要我们愿意，存在于每个人体内的上帝的力量将会帮助我们度过一切难关。

●●● 下面这些来信谈论的，与情感问题有关。

亲爱的露易丝：

自从5年前和丈夫离婚以来，我一直感到极度的压抑和消沉。的确，我曾和丈夫恩爱相处了整整11年，但是后来，他慢慢变成了烟鬼和酒鬼，不仅如此，他花钱从来都是大手大脚，直到我们的账户里分文不剩。更让我无法忍受的是，他和一个与我们非常亲密的朋友发生了关系。离婚后我又结过两次婚，结果都很糟糕，最后一次险些让我发疯。

我肯定最大的问题出在我对上帝的信仰方面。在我的生活毁掉以前，我和上帝一直相安无事，离婚后的3个月里，我失去了所有的一切：丈夫、家、银行存款、工作以及身心健康。我曾学习过多年的哲学，所以，事情发生后我的第一个想法是：这件事为什么会发生在我身上？我每天祈祷，每天沉思，每天做宣言，按时纳税，我还坚信自己是一个善良和充满爱心的人。

我如此热切地想要对别人表达心中的爱，想要得到别人的爱，想要尽情享受生活的美好，想要靠近上帝。但是，我现在万念俱灰，尤其是当我看到身边的朋友们正在享受着我曾努力拥有的一切：真心的爱侣、和谐的两性关系、温馨的家庭、成功的事业和明确的生活目的。好像除我以外的每个人都发现了生活的秘密，只有我还在步履蹒跚地挣扎着。回头想想，我所热爱的每件事物、每个人，都从我身边消失了。

读着这些文字，我觉得自己简直像个柔弱无助的婴儿在啜泣，我知道自己无能，但我真的无法驱除内心的无助和绝望。你能帮帮我吗？

第六章 情感问题

亲爱的朋友：

你如此绝望的原因是因为你没有看到问题的症结所在，当然会觉得无助，会感到失望。我的观点是，你长期以来被困在一种自怜的情绪中无法自拔。擦干眼泪，让我们认真思考一下吧。童年的时候，人们各自经历的家庭生活为他们解释了爱应该是什么样子。在你的家庭中，爱的情感是通过一种温和的方式表达出来，还是通过吆喝、尖叫和摔门表达出来的？你的父母中有谁酗酒成性吗？他们彼此恩爱相互尊重吗？他们的关系是充满信任，还是不忠诚的成分？每个人都是通过观察父母学会如何与人建立关系，并将关系维持下去。当人们长大后，他们往往会不自觉地沿用父母的方式去营造自己的人际环境。我觉得你很可能是在复制父亲或母亲的某种行为方式，也许是你上司的方式，这样，只有当你在内心完全放弃了这种方式，你才能彻底改变现状。

你需要努力原谅自己的父母，并从心里排除他们的影响。只要你改变自己现状的想法是认真的，生活自会为你指引方向，相信我。不必急于和别人建立恋爱关系，你应该先学会爱你自己，当你能够从内心接受自己并热爱自己的时候，别人才能真正地爱你。对自己说：**我原谅我的父母，我会轻松地去爱自己。**

亲爱的露易丝：

我现在变得异常依赖我的心理医生了。在我心里，她是一位母亲，我从未拥有过的母亲，我信任她，从来不愿让她生气或失望。每当我的治疗遇到难题而她无法解决，我会非常失望，我甚至会觉得自己被抛弃了，没人爱了，再也没有用了。我接触了不少别的医生，但都无法改变我现在的状态。

目前我正在听你的讲座录音，特别是关于消解愤怒的那部分内容。当我这样做的时候，我总是会感到一些复杂的情感袭上心头——愤怒、悲伤、绝望，这以后我能得到几个小时的平静和放松，但维持不了多长时间。我并没觉得改变了什么，我是否还应该再做点什么呢？

亲爱的朋友：

你应该认真思考的第一件事就是过于依赖别人的习惯，认为只有别人才能改变你的生活。而一旦他们无法做到这一点，你就会感到气愤或失望。

另一方面，我觉得你似乎一直试图让自己相信没人能帮得了你。你一次次地更换心理医生又一次次地失望，而从未认真地思考过自己，从未尝试通过自己的努力去改变生活，这是没有任何用处的。

要知道，你拥有上帝赐予的力量，你的内心充满知识和智慧，你完全能够治愈自己。努力接近自己心中的智慧和爱，这样你才能把握自己的命运，为自己创造一种平和、健康、丰富的生活。

对自己说：**我有能力为自己的生活作出决定。我接受上帝赐给我的全部力量。我永远安全。我相信生活只属于我自己。**

亲爱的露易丝：

　　我给你写信是因为我快要崩溃了。我接受厌食症的心理治疗已经整整9年了(我今年24岁)，这9年来，住院几乎成了家常便饭，医生也不知道换了多少位，但是一点效果都没有。我彻底失望了，对那些医生，对所谓的心理疗法，对我自己。这9年来，我不知道花了多少时间阅读有关书籍，努力改变自己的信念，同样也无济于事。我读了你写的书，听过你的讲座录音，试过你的一些"对自己说的话"，但我从来没能改变这种自己"没救了"的感觉，从来没有——我一点也没有夸张。

　　我早已厌倦了把仅有的一点积蓄花在读没用的书、听没用的磁带上了。最重要的是，我厌倦了深深自责的感觉。我曾说过、做过甚至想过的每一件事都成为了我自责的理由。现在，我真的厌倦了。从前我精神抑郁，现在，我又跌回到那个无底洞里（我现在的体重轻得吓人）。我的思想到底卡在哪儿了？是什么阻止了我从内心接受改变自己信念的想法呢（我似乎能够在冥冥中理解一些，但无法在理智上想明白）？你能建议我去读一些什么书或是听一些什么磁带吗？我快要放弃生活了。

你是一位生命里充满了能量的女人！你的力量比那些医生、护士的力量更强，甚至比书和录音带的力量更强。没有人能强迫你去自我治疗。你真的很了不起，说不定最近的哪一天你就会把这股力量转化到你的自我治疗当中，而不是自我毁灭。

　　在这个世界上，没有谁对你的打击会超过你自己给自己的打击。从你的来信分析，你恰好是善于打击自己的那种人。现在关键的问题是："在你的内心世界有什么东西如此可怕，以至于你要用这么严酷的方式惩罚自己？"我曾经向很多人问过同样的问题，但是我从没得到过一个合情合理的答复。尽管你的问题看起来很严重，你只不过是在和一种叫做"自我仇恨"的情绪纠缠，这种行为的起源是你头脑中一些厌恶自己的想法，而想法是可以改变的。

　　就像你已经知道的那样，全部的生活其实就是思考！不管你正在做什么或不做什么，你都在思考！恰恰因为这个缘故，学会调控自己的思想对于每个人都非常重要，不过，人们才刚刚开始认识这一点。思考是一种自然法则，我们的思想创造了我们的生活经历，我们所想的，即是我们所得到的。这样看来，你从前是在听任自己的思想失去控制，在自我仇恨的轨道上像野马一样狂奔。

　　尽管我目前还不清楚你个人生活的细节，我还是能肯定地知道在你童年的某个时刻，某人曾经对你说你毫无用处，或者，那个人对待你的方式让你觉得自己毫无用处。这些观点恰恰反映了说话者的无知，而且他一定也有着类似的自我仇恨。由于当时你只是一个弱小的小姑娘，你相信了别人，而且一直让这种想法影响着自己。

　　你知道，你是一个自由的人，正因为如此，你有权力选择：选择继续生活在别人的阴影中并虐待自己，或者选择从现在开始改变，过真正属于你自己的生活。包括你我在内的每一个人，我们所有人，来到这个世界的目的都是为了学习热爱自己，而不是左顾右盼去担心别人会怎么说或怎么做。你的精神在你之前已经存在了，而这次她伴随着你来到这个世界，是为了学习更深刻的生活真谛。因此，你生来就已拥有很多能为你指点迷津的力量，你自身的潜力决定了你完全能自我治愈。我知道的很多人都曾像你一样经历过不少坎坷，但最终他们还是成功了！

我的确想给你提一条建议。你已经接受过几次治疗，而且已经读了不少有关这方面的书并听了不少讲座和录音，你已经了解了很多知识。现在，我建议你到医院的儿童病房或艾滋病病房做一名志愿护理人员，通过为他人提供有效的帮助而摆脱对自己的关注，时间越长越好。这样做能让你的生活发生奇迹般的变化，还能为你的自我调理提供巨大的、意想不到的帮助。更重要的是，它能让你的生活充满爱的感受。

亲爱的露易丝：

我是一名23岁的女性。曾经历了两次巨大的变故，这些变故对我来说打击太大了，一度让我的生活异常压抑和沉重，不过这是很久以前的事了。然而，最近几个星期我总是感觉莫名的悲伤，虽然这种情感和那两次打击带给我的痛苦无法相比，我甚至不知道自己为什么会有这种悲伤。我觉得曾经的那种压抑和沉重又回来了，奇怪的是，我自己的一部分感觉很悲伤，而另一部分却感觉良好。

我的家庭环境一向都很压抑，但是每个人的反映并不一样。我自己再也不想有这种体验了，可是我不知道从何处入手改变这种状况。

亲爱的朋友：

我想和你分享一下自己关于压抑、消沉等情绪的看法，或者说想和你讨论一下能够在家庭成员中传播的情绪。我觉得每个人都会复制其他家庭成员的某些行为方式，特别是父母的。这种情况往往被人们看成是一种遗传现象，而事实上是，当我们改变了自己的信念时，这些被复制的行为模式也将随之改变。

消沉，或者说失望，代表一种你认为自己无权发泄的愤怒。你信中说一段时间以来觉得非常伤感，然而，我希望你能一直追忆自己的童年。那时候你感觉悲伤吗？你那时是否喜欢独处而显得不太合群？你是否更倾向于抑制自己的各种感情，而不是将它们表达出来？人们常常会在成长的过程中用各种办法掩饰自己真实的感受，压抑自己。每当需要这样做的时候，我们总会找到各种各样的方法转移自己的注意力，而避免面对那些感受。

你应该找一个朋友聊聊自己的伤感。我觉得你心里充满了很多复杂的感情，当你能够消解它们的时候，你就能消解所有的痛苦了。你应该经常对自己重复下面这句宣言：**我无比珍爱自己。**每天至少对自己说上500遍好吗？

亲爱的露易丝：

我很早以前就知道愤怒和怨恨能够毁掉一个人的健康，问题是直到现在，我还不知道如何让自己在这条道路上停下来。我正在毁掉自己，我看不到任何出路。

我现在每周工作6个晚上，非常辛苦。同时，我在努力维持和男友的关系，但这很难，因为他在白天工作。我们在很多方面都相处得很好，但也有不少矛盾，因为我们几乎不怎么见面。我的问题表现在许多方面，比如饮食和消费等，我常常经受一些不良情绪的煎熬，比如愤怒、怨恨和自我厌恶。

我觉得没有任何事情再值得我去尝试了，我永远也摆脱不了这种恶性循环。你能给我些建议吗？我该怎么做呢？

亲爱的朋友：

你的来信只给我一种感觉：现在是你去把握自己生活的时候了。力量永远存在于"当下"，因此人们总是能够在此时此地开始创造新的生活。思想是可以改变的，你这种自我毁灭的行为同样也可以改变。但是，如果需要改变的是长期形成的习惯，改变的过程总会需要一些时间。我建议你每天接受"镜子疗法"——对着镜子告诉自己：**我能够从心里找到一切智慧和安慰。**

记住，你是自己生活中最重要的人。除非我们足够珍惜自己，别人是不能给予我们这一切的，那么，就让我们开始一点一滴地努力吧！

亲爱的露易丝：

非常感谢你帮我成功地治好了以前的病。在帮我消除长达6年的心理抑郁这件事上，你起的作用是任何人无法替代的。

我还需要继续努力，因为我正在试图改变自己的狂躁情绪。你能告诉我该如何面对躁狂抑郁症？我怎么才能够学会克制自己呢？

亲爱的朋友：

当你谈到躁狂抑郁症时，你其实是在谈论一种心理能量的失衡。遗憾的是，你认定了你没有权力成为真正的自己。6年前究竟是什么让你开始逃避生活？一方面，你由于担心自己无权发泄真实的感情(尤其是愤怒和抑郁)而在内心压制自己；另一方面，为了获得情感补偿，你开始大肆地扭曲现实，变得狂躁。在每一种情形里，你都在否定现实，你都表现出了对回归精神家园的渴望。

要知道，你有权以真实的面貌存在于这个世界上，你无需躲避任何人或去讨好任何人，你就是生命本身一种神圣的表达形式，你在这个世界上的任务就是充分表现自己的伟大。

告诉自己：**宇宙即是我的精神家园，生活以她全部的内涵给我爱和支持。**这是你最深刻、最真实的存在基础，你必须让自己的心灵听到这个声音并接受它。

虽然我的书和录音带能为你提供一些帮助，我还是认为你有必要接触专业心理咨询人员。

情感健康宣言

我的生活充满无尽的爱、光明和快乐，我的世界充满了美好。

我获得了自己的力量，我用爱为自己创造了一份真实的生活。

我的智慧在不停地增长。

我如此美丽，每个人都会给我以爱。

我永远处在积极的变化过程中。

我爱自己，我赞美自己。

我相信生活，我因此非常安全。

我知道自己是一种独特的存在，我接受这个事实。

审视自己不会给我带来任何伤害。

生活总在支持我。

第七章

精神安宁

　　我承担起生命的责任，精神获得成长。精神的成长给我内心以无穷的力量，让我需要改变时作出正确的决择。精神成长并不意味着改变别人，只有那些乐于摆脱牺牲品的角色、宽容大度、愿意接受新生活的人，精神才会成长起来。成长非一日之功，需要逐渐积累。

　　爱自己就是为精神成长打开一扇门，乐于改变对精神成长也大有帮助。

每个人的心灵深处，都有一眼永不枯竭的爱之井、快乐之井、和平之井和智慧之井，这对我们每个人来说都是确定无疑的。可是，我们多长时间会跟自己内心深处的这些财富交流一次呢？每天都坚持这样做还是偶尔为之？或者干脆对自身所拥有的这些无穷的财富一无所知？

这些财富是我们精神生活的一部分，对精神安宁至关重要。身体、大脑和精神——我们应该使三者保持平衡。健康的身体、快乐的大脑和良好的精神状态，对我们保持全面平衡十分必要。拥有坚强精神的最大好处就是可以使我们过上美好、富有创造性、心满意足的生活，我们可以因此主动放弃许多人所背负的重担。

我们将不需要再恐惧、羞愧和内疚。由于感觉到自己的生命是完整的统一体，我们会抛弃愤怒、抛弃憎恨、抛弃偏见，不再需要审判什么。因为我们都像上苍一样具有治疗的能力，我们将不再面对疾病。而且我相信，我们可以使时光倒流，因为是重负使我们逐渐变老，是重负使我们的精神逐渐衰弱。

我们需要练习每天与自己内心的财富进行交流，因为我们真实的内心充满了无限的爱，活得真实的人可以改变整个世界。我们内心都充满着惊人的欢乐，充满着平静和安宁，我们都拥有无穷的智慧。我们所需要做的是意识到这些，并这样去做。今天的我们在为明天做着精神准备，今天所想的、所说的以及所接受的信仰，毫无疑问地决定了我们的明天。

记住，我们的精神联系不需要教堂、精神领袖，甚至宗教，我们可以很容易地进行祈祷和自我反思。每个人都有一条直接与生命源泉相联系的途径。明白这一点非常重要。当我们有意识地与这一源泉联系时，我们的生命将大放异彩。

●●·下面这些来信谈论的，与精神安宁有关。

亲爱的露易丝：

你能否谈谈对因果报应的看法。也就是说，你信不信我们身上所发生的一切都是今生和前世所做的一些坏事导致的，或者你是不是认为"现世现报"会发生在我们身上？

例如，当我听说一个小女孩被奸杀后，我就想这怎么可能呢？这个小女孩今生肯定没有什么罪过，怎么也有这样的下场呢？

还有，你是不是认为所有罪恶的灵魂都能够被拯救？在这件事上，我真想听听你的意见。

亲爱的朋友：

首先，我并不认为我们曾做过什么"坏事"。对一些极其残忍的人的成长过程做一个调查，你将会发现他经历了可怕的孩童时代。这并不是说要宽恕那些残忍的行为，而是要明白残忍招致残忍这个道理。除非我们学会爱，否则我们将永远生活在痛苦之中。

到底有没有生生世世的因果报应，我不是十分清楚，但是，我个人相信是有的。这种信念对我来说很有意义，它解释了许多难以解释的现象。

记住，生活中的许多问题我们目前是理解不了的，这是我们精神学习的一部分，也是不断扩展我们对生活这一神奇体验的理解的过程。没有哪个灵魂曾经受到伤害，因此，也没有必要去拯救它们。反而是我们本身需要提醒自己，我们都是有着人间经历的精神存在，而不是其他形式的存在。

随着我们精神的成长，我们理解了整个生命的完美。上帝安详地微笑着等待我们明白无私的爱才是最好的生活方式，才会为我们带来和平、力量和超乎我们想象的财富。对自己说：**我会尽我所能去创造一个美好、和谐的世界。**

第七章 精神安宁

亲爱的露易丝：

　　我在受虐妇女庇护所工作两年多了，我尽了最大努力试图使我的精神不受这种工作体验的影响，采取了积极的信念调节法，尽量超越这些体验去看好的方面或与上帝交流。可是，不但一切努力均不见效，而且我每天的情绪反而更消极了。我甚至写了辞职信，因为我简直无法再工作下去。

　　我需要你帮我摆脱这种日渐萎靡的精神状态。在接受这份工作之前，我精神一直很好，但现在对我来说，好像恢复到原来的状态都不太不可能了。盼望你给我出些主意。

亲爱的朋友：

　　你太善良了，把自己的时间贡献给了那些需要帮助的受虐妇女。当然，你不必永远做这份工作。记住，你的精神跟其他人的精神模式没有任何关系，你已经亲眼看到了缺乏自爱和自尊意味着什么。

　　我感觉得到你仍然在努力挽救这些妇女，不然你不会觉得无助和失败。你只能把爱和积极的信息传递给别人，但每个人都有自己的思想过程，当他们打算改变自我、成长起来的时候，他们会这样做的。

　　要善待自己，给自己以喘息的机会，不要拿别人的消极当作自己逃避生活的借口，去换一个你能体验到快乐的工作。这句宣言可能会对你有所帮助：**我是一个懂得享受生活的漂亮女人，我身边有很多志同道合的好朋友。**

亲爱的露易丝：

　　我给你写信的主要原因是我厌烦了自己的过度焦虑、过度自责以及过度在乎别人的看法。我今年28岁，自认为是个超凡脱俗的女性——每天做祈祷、不吸烟、不喝酒、不吸毒，有严格的道德准则，可是，我感觉总是做不到真正的内心平和。

虽然我明白我要追求的东西有很多（健康、教育、双亲的支持等等），但我还是有些不敢面对生活，害怕独立走向社会。这些情绪不仅影响了我找工作，而且影响了我的友谊。我想知道焦虑的产生是否可以部分地归咎于心理原因或营养不良。

盼望你能给我提些建议，同时送我一条适合宣言，多谢你的帮助。

亲爱的朋友：

你在倾听自我的声音。你的自我总在试图使你焦虑，使你恐惧，使你认为自己"不够出色"，你对自己责备越多，你的自我就越是心花怒放。请记住，你不是你的身体，不是你的情感，也不是你的问题，你就是你，一个有着人间体验的精神存在。所谓的"我"是永远不可能受到伤害的，是恒久不变的。

现在轮到你去平息来自自我的那些无用的喋喋不休了，坚持每天留一些时间来倾听你内心的智慧即更高层次的自我之声，任何人都需要花一些时间去反思，这样才能触及到内心深处那些无穷的知识。独坐静思是一件我们力所能求的、最有价值的事情。

对自己说：**我是生活本身的一个神圣、美妙的表现形式。**我想了解的一切都呈现在我的眼前。我需要的一切都向我涌来。每时每刻我都受到神的指引和保护。我的世界中，我是安全的，一切都是美好的。我热爱生活，生活同样也热爱我。当那些无用的喋喋不休再次出现时，就对它说："停！"然后重复以上的人生真理。

亲爱的露易丝：

我的女儿和她的全家人都住在旧金山，处在一个地壳断裂带上。一想到地震的威胁和涉及这一地区的有关预报，我就为他们的安全担心，我已鼓动他们搬家。

可我女儿的观点是，太多集中于可能发生的地震上的消极思想有可能招致预言的兑现。她觉得，只要她保持积极的态度，她和家人都会得到某种方式的庇护。

然而，我的论点是，那些预告已经发出了，不相信显然是愚蠢的——上帝已经起到了他的作用，她也必须对自己负责。如果她坚持留在一个潜藏着危险的地方，那是她的权利，可是难道她就有权利危及她年幼子女的幸福吗？我期待你的高见。

亲爱的朋友：

我理解你对女儿和她家人的关心，我建议你不要再浪费精力为此担忧了，现在有太多的人在杞人忧天，制造紧张空气。大脑是我们人体最珍贵的部件，我们的思维模式可以治愈、挽救同样也可以毁掉我们的身体和周围的世界。你所产生的每一个想法不是增强就是削弱你的免疫系统，而你现在就处于危险之中。如果你不停止这样做，那就是在自寻烦恼。还有，你的女儿可能因此而惧怕再接到你的电话，这不是你所希望的吧？

你为什么要花费那么多的精力去关注那些古老的预言呢？难道你没有发现新意识流的重点就集中在破除那些预言吗？加入到拯救自我、拯救地球的行列里来吧。每天想象整个世界包括你的家人都处在一个和平、安宁和富足的崭新世界。冥想和平，更深刻地理解上帝，上帝不是一个斤斤计较的人，它是至高无上的神，远远超越我们渺小星球的。你是安全的，我也是。

你需要使自己的内心安静下来，相信生活的过程，确信至高无上的神会驻留在你女儿和她每一位亲人的内心深处。如果搬家对他们有好处，那么，上帝会让他们那样做的。对自己说：**我所有的亲人在任何时候都有神的力量在保佑着。**

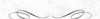

亲爱的露易丝：

　　我喜爱各种动物，事实上，我宁愿花时间跟动物在一起，也不愿跟人类在一起。我对人类整体持有否定的看法，我感觉绝大多数人都是自私、贪婪、邪恶、虚伪的。

　　让我烦恼的是灵魂问题和对动物生命的尊重问题。为什么有着种种过错、种种弱点和种种缺陷的人类可以进入一个称之为"天堂"的地方，而动物却不能？人类对清白无辜的动物犯下了残酷的罪行，尽管现在我们有了很多保护动物的团体组织，但我觉得这还远远不够。

　　我想知道的是：动物们死后该去向哪里？他们有没有灵魂？因果报应和轮回转世如何体现在它们身上？由于我认为动物是世界上最受压迫的生命形式，我希望能听到你对此事的看法。

亲爱的朋友：

　　听起来好像童年时期你的周围生活着一群自私、贪婪、邪恶和虚伪的人。难道还有什么别的地方会让你对生活产生这样的看法吗？我们都需要原谅我们亲人的一些过错，然后才谈得上真正地爱自己。记住，我们对生活的信念，对生活的追求，总有一天会实现的。每天早晨试着发现自己的某个优点，找到以后再从别人身上找到同样的品质。我看到我的周围居住着一群可亲可爱、乐善好施、喜欢帮助别人的人，同样还居住着一些出于无知而为自己也为别人制造种种事端的不幸的人。人性正在觉醒，只要我们想去寻找，一定会找到解决问题的途径。

　　我也同样喜爱动物，我养着四条狗、两只兔子、一群鸟，还喂养着一些其他的野生动物。天堂和地狱，对我来说不是我们死后要"去"的地方，而是我们在地球上栖息的地方。我相信动物是有灵魂的，它们也在进化之中，觉醒了的人们决不会伤害任何人，包括清白无辜的动物。所以，让我们尽最大努力用善意的眼光去看待世上的每一件事和每一个人，当然你还得祈祷让人性觉醒的步伐再加快些。对自己说：**我想象一个充满着爱和仁慈的世界，我会尽我所能为这个可爱的世界作出最大贡献。**

保持精神安宁的宣言

创造世界的力量激荡着我的心房。

我有着强有力的精神支持。

在我生命的每个转折点，生活都会支持我。

我觉得所有生命都是一个整体。

我相信仁爱上帝的存在。

我相信美好的生活在等待我。

我有一位特殊的守护使者。

无论何时何地，我都受到神的指引和保佑。

我一直前行在精神成长的道路上。

我与智慧之神同在。

第八章

事　业

　　我知道自己内心的想法总是和工作境况紧紧联系在一起，因此，我会主动、小心地选择自己的想法。我会选择那些积极的思想，它们总能支持我的行动。我的思想丰富多彩，我的生命因此就会丰富多彩；我的思想和平、安宁，我的工作环境因此就会和平、安宁。我喜欢每天早晨起床时都会想到有非常重要的工作在等着自己。我的事业向我挑战的同时，又在内心深处满足着我。一想到我正在做的工作，我的心就会充满骄傲地怦然而动。我受雇主欢迎，总是成效显著。

　　生活是美好的，一直都很美好。

当人们问我的生活目标时，我会告诉他们，我的事业就是我生活的目标。非常遗憾，我发现很多人并不喜欢自己的工作，更可悲的是，他们根本不知道自己喜欢做什么。找到生活的目标，找到一份喜爱的工作，实际上是对自身的尊重和爱。

你可能只是觉得自己被牵扯进工作不得脱身，或者你厌恶憎恨目前从事的职业，或者你觉得自己不过只是浪费生命，在每个月底换来一张工资条而已。那么，你该改变一下了。有些事情你去做就能为生活带来积极的变化，最强大的力量就是对自己爱的祝福。无论你在哪里工作，无论你的感觉怎么样，爱它、祝福它。我甚至建议你这样说："我爱我的工作，我为它祝福。"但这不是结束，你应当带着这份爱，为你事业中的一切祈福：你工作的场所，你的书桌，或者你用到的各种仪器设备，你的产品，你的顾客，与你一起工作的人们或你服务的人们，总之，与你工作有关的一切。这样做会给你带来奇迹。

如果你厌恶现在的这份工作，你将会把这种情绪带到其他地方，哪怕是你又找到了一份新工作，在起初的一段时间里你同样会讨厌它。无论你现在有什么样的感觉，你都可能把它带到新环境里去。比如，你对现状不满，你会觉得生活中到处都是让人不满的情况。所以，你必须主动改变自己的意识，这是你的生活出现积极转变的第一步。这样，当新的事业到来时，你会发现它是美好的，你不仅会感激它，还会在其中享受到无尽的乐趣。

如果你的生活环境从小给你灌输的是"只有努力工作才能谋生"。现在是该对这种观念说再见的时候了。做你所爱的工作，薪水自然会来，爱你所做的工作，薪水同样会来，你有权在挣钱的过程中体验快乐。你对生活负有的责任，就是参与那些让人愉悦的活动。当你找到了一种方式能做自己所爱的工作，生活将在你眼前展现通往成功和富有之路，你的事业将总让你兴致盎然、快乐无比。我们内心的向导从不告诉我们"应该如何"，生活的目的是去做。当工作成为了乐趣，你会随时随地感受成功的喜悦。记住：决定你工作状态的人正是你自己。创造一些积极的宣言去实现你的理想，并且时常对自己宣讲这些宣言，你就一定能拥有梦寐以求的事业！

●●● 下面这些来信谈论的，与事业有关。

亲爱的露易丝：

我前不久刚刚搬到亚特兰大，并且开始了一份邮寄中草药和维生素制品的工作。我对这份工作感觉很好，我希望这份事业能够成功。不过，我现在还只是一个临时雇员，而且我的合同快要到期了。我正积极地准备开一个属于自己的公司，也是提供这种邮寄服务。

我听到过许多为顾客服务的宣言，比如"做我所爱之事，财源自然广开"等等。但是，我应该怎样做才能更好地为我的客户服务，而不会变得"只知道赚钱"呢？你能给我提些建议吗？

亲爱的朋友：

能拥有自己的事业是多么让人激动的事！你知道吗，在美国，女性持有35%的商业份额，你正在加入她们的行列。只有天空才是真正的界限，除此以外，没有什么能够限制你的事业。忘掉赚钱这件事吧，创造一种能提高客户生活质量的产品，提供良好的、让人信赖的服务，只要多走这么一小步，你的一生都会拥有忠诚的客户。在你打开信箱或拿起电话之前，用你的爱为即将到来的订单祝福吧。及时付账、准时发货，在每一单货物里加上一些小礼品，哪怕是一张订单确认卡。把每一次交易看成是双方互助互惠的机会。当你的给予是出自爱的时候，挣钱只是水到渠成之事。告诉自己：**我的事业必定兴盛。我的收入一直在稳定增长。我很成功而且我也很安全。**

亲爱的露易丝：

我今年40多岁了，精力充沛，属于事业型的男人（我是个高中体育教师），但是我好像从来不能把一份工作做久。我觉得好像每次遇到一份比较理想的工作，总是有一个白痴做我的顶头上司，总是这个白痴毁坏了我事业的每一次转机。通常他们嫉妒我的才能，因为我非常受学生们的欢迎，而且能像同龄人那样和他们交上朋友。有时是因为我在大家都不愿说话的时候说话，这让校长或其他的领导有些吃不消，他们不能容忍有人挑战自己的权威。于是我又失业了。

你觉得是我做错了吗？为什么我的职业生涯总是以失败告终？我将感激你的任何建议。

亲爱的朋友：

你什么都没有做错。但是，你正在将小时候的某些家庭行为方式带入你后来的职业生活中。很多人都会这么做。我们会不理解为什么有的上司会像自己的父母那样对待自己。这些被你称为"白痴"的上司到底让你想起了家里的什么人呢？我不是说他们的相貌，而是他们的行为方式。你家里的什么人用这种方式对待过你？这个人应该是你要去原谅的人。如果你不丢弃这个来自家庭的包袱，你就一直会在工作中遇到问题。

把你的那些上司统统称为"白痴"是没有任何意义的，因为他们并没有做错什么。他们只是把你熟悉的一种行为方式像镜子一样呈现出来。他们所承担的角色，恰恰是你在潜意识中期待他们所承担的那种角色。我建议你利用一下家里的镜子，坐在这面镜子前，和那个曾经影响了你的家庭成员直接对话。比如，如果那个人是你的父亲，你可以在镜子里向他诉说那些无法当面说的话。说下去，直到你觉得心里的挫败感和愤怒全部烟消云散为止，然后告诉你的父亲，你已经原谅了他，你能理解他当时也已尽力而为了。从这一时刻起，只要这个人再次进入你的内心，便对他说："我原谅你，我不会再和你纠缠了。"同样，每次当你想起某个从前的同事，你可以说：**"我为你祝福，我已经原谅了你。"**如果你能用我建议的这种方式理清自己的思维，你永远都不会在工作中遇到类似的麻烦了。

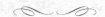

亲爱的露易丝：

我是一名26岁的女性。正在努力完成脊柱按摩疗法的实习工作。但是我觉得自己的生活很失败，我不知道什么时候能够完成学业开始自己谋生，什么时候能还清我的助学贷款。重要的是，我根本不想当一名脊柱按摩医生！在抱怨中度过了一个又一个学期，总会有人告诉我，一旦走进医院后生活将会变得多么好，而我现在就在医院里，而事情却变得更糟了。

我总是感到身心疲惫，精神抑郁。我的体重增加了50磅，这给我带来了严重的消化问题，连月经都不正常了。我发现自己开始期待身体受到某种严重伤害，这样我就能有借口退学了。有时候我希望自己遇到车祸，我甚至还想过要自杀。这些想法虽然让我害怕，但面对眼前的生活，我实在看不到什么希望。我的问题是：我该怎样才能摆脱这种好像正在死亡的经历？是不是我只能退学，从此生活在失败的耻辱当中，背负一生都无法偿还的债务？

亲爱的朋友：

为什么你认为停止走这条你不喜欢的路是一种失败呢？是你家里的什么人这样告诉你的吗？你是在努力让某个人高兴吗？我的经验告诉我，只有当人们从事那些给他们带来愉悦和满足感的工作，人们才能体验生命的活力。你的来信让我觉得你似乎还没找到生活的目标。做一名脊柱按摩医生可能只是圆了别人的一个梦，而你正在努力使这个人高兴。什么事情才是你自己真正的快乐呢？什么事情能让你自己的心欢跳不已呢？

如果你想找到生活的目标，你必须转身走向自己的内心，你必须相信生活。你会发现，一旦你开始从事自己所爱的工作，钱会自然而然地找上门来，体重会逐渐稳定并开始下降，消化问题也会自动消失。与此同时，找到一些能真正让你快乐的事情，坚持做下去。感激你已经走过的路，要知道，这条路在当时是你最好的选择。

现在是你向世界敞开怀抱的时候了!让爱拥抱自己,开始尝试新的生活。以下宣言会对你非常有用:我相信生活的过程。我所做的每一个选择都是完美的。我是安全的,它仅是改变。我用爱化解了从前的一切。现在,我正为自己创造一份全新的、让我无比满足的职业。

亲爱的露易丝:

　　我真地不知道该怎么走今后的路了。我是一名小学教师,教一到四年级学生,工作了29个年头了。那是一份非常辛苦的工作,有成功也有失败,起起伏伏,充满了坎坷。现在我想放弃这份工作。由于长期承受巨大的压力,我想得到一份局部残疾抚恤金,但是我失败了,这让我不知所措。我想在玫琳凯公司谋一个职位,因为那里的工作气氛充满了关爱。但是,出于曾经的工作环境对我提出的种种苛刻要求,我还没法证明自己能够胜任这份新的工作。有一点我很清楚,我再也不想置身于一个对真正的教育问题漠不关心的学校了,这样的环境只能让孩子们产生不满情绪,只能造成他们学习能力的下降。我觉得自己似乎再也不能为孩子们带来任何积极的变化。

　　我今年50岁,没有结过婚,也没有孩子。我逐渐明白了这一生中所经历的事情,让我能够认识到生活是为了爱,为了和平,为了快乐,就像我大多数时候的感觉。但是现在,我需要一些帮助,我必须弄清下一步应该向什么方向努力,因为我非常在意这份新的工作,我希望它是一次成功的经历。你能给我些建议吗?

亲爱的朋友:

　　你的来信让我觉得你好像正在用自己的想法恐吓自己。你应该立刻反思一下是什么思想给你带来这种畏惧,又是什么思想能让你的心灵平静。精神上的压力总是源于一个人内心深处的想法,除非你让自己的心情平静下来,任何工作都不能帮你消除恐惧。如果教学工作已经不再适应你目前的状况,离开这个环境吧。但是,你应该带着对这份职业的尊敬离开它，带着愉悦的心情离开它，而不是带着畏惧。去寻找你真正喜欢的事业，怀着对你自己的尊重和爱，祈祷新的生活方向吧。勇敢地面对挑战，上帝会帮助你的，你甚至都无法想象他会用什么样的方式帮你。你的选择是对的，玫琳凯公司是一家很了不起的公司，值得你去为之努力，而且我相信你会做得非常棒。对自己说：**我正在面对生活中的又一个机会，一切都好。**

亲爱的露易丝：

　　我和我的老板实在无法相处。我为他工作了3年，3年来我一直在努力寻找他身上的哪怕一点点优点，但是我失败了。这家伙生性高傲，目中无人，他还会费尽心机给别人设置障碍，让自己的下属勾心斗角。有时候他会假装重视你，喜欢你，一转眼功夫他就能当着同事的面嘲笑你、挖苦你。我的3个女性朋友曾经以工作歧视的名义起诉过他，但是，由于这是一家政府机构，他没有受到任何追究，而我那3个朋友却被迫离职了。

　　这家伙现在还不会辞掉我，但我还是需要你的帮助。我该怎么和他相处呢？

亲爱的朋友：

　　你的信让我觉得你还像一个小孩子，希望得到父母的呵护。我把你的来信认真地读了一遍又一遍，最后我只有一个问题："你为什么还要为这个人工作呢？"我的确赞成人们做事有远见，能未雨绸缪，但是你的情况不一样。对于你来说，应该是尽快找到适合自己的环境，而不要让类似现在这样的情况再次发生到你的身上。离开那里吧! 继续现在这份工作就是不爱惜自己，改变你的老板更是不现实的想法。

　　对自己说：**我是个善良而有爱心的人，我应该为善良而有爱心的人工作。**

亲爱的露易丝：

我是一名事业成功的艺术家，但是，我的作品好像不时会被别人拿去模仿或者复制，这让我很苦恼。

这种情况开始让我不愿意把自己的作品拿出来向公众展示。尽管我依然充满了创造力，也还在展示我的作品。我的心里却总会掠过一个问题：如果有人剽窃了我的这个设计或作品怎么办？我也曾经见到过几个剽窃者，但是他们对这似乎不怎么在意，也没有表现出任何自责。我想，除了动用法律将这些人送上法庭以外，我无能为力，然而这却是我很不愿意做的一件事。

我给你写信是想弄清楚为什么会发生这样的事。我想得到你的帮助，把那些陈旧的、不愉快的情绪转变为积极的态度，并且能阻止这种事情再次发生。

亲爱的朋友：

我觉得你信里描述的这些想法，更多的是来自一贯的成见和思想的狭隘，而不是源于丰富的知识。你怕别人剽窃你的设计和作品，于是你就剥夺了自己增加收入和被别人赏识的机会，我把这叫做"思想贫瘠"。我们应该知道，世界对于每一个想要索取的人来说都是一样丰富的。

如果你的作品很出色，总会有人去模仿甚至复制它，为什么不能把这看成是一种赞赏呢？真正的艺术属于整个宇宙，而不是属于某个艺术家自己。如果你能拿自己的作品自由地和别人分享，这个世界将向你展示你的报偿是多么丰厚。

让自己的思想更加丰富起来吧，你的艺术也会表现出这一点的。祝愿你继续取得成功，也祝愿你的心境更加宽广。对自己说：**我将才艺与人自由分享，分享世界的丰饶作为我的报偿。**

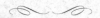

亲爱的露易丝：

我和我的老板有点问题。在90%的时间里他是个很不错的人。但是，另外10%的时间里，他却是个言行粗野、脾气暴躁的疯子。而我总是他暴跳如雷地发泄的对象，因为我是他的秘书。每到这样的时候我就会吓得魂飞魄散，因此我曾不止一次想辞去这份工作。但是，我的个人情况却不允许我这么做（我是一个单身母亲）。

让人无法理解的是，每次发完脾气后，老板总是能变得非常平静，而我也一直期待他能在这种时候向我道歉，但是我什么也没听到。我很想在他平静下来后告诉他那样做非常失态，他的举止让人无法接受，但是我很害怕他会把我大骂一顿。你觉得我该怎么做才算合适呢？

亲爱的朋友：

你老板的童年一定是在对发脾气习以为常的家庭环境中度过的，这样的环境让他相信发怒是在遇到问题后再自然不过的举动，这和你的工作没有任何关系。但是，你的行为受到你意识的支配，而你的意识总会为你确定什么样的工作环境是你可以接受的，这同样和你的童年生活有关。你曾经作出了忍受的决定，现在，你正在作出类似的决定，让自己继续忍受这种不公平的待遇。只有当女人确立起了自身的价值并树立起自尊，我们才会永远拒绝这种待遇。

我曾经租住过一间公寓，大家都知道那个房东粗野无礼，经常威胁租户。我告诉自己：我总能和房东友好相处。我做到了，我的房东对我也非常友好，而且，在我搬走的时候，他还买下了我全部的家具。我建议你试一下这个办法，对自己说：**我热爱自己，我总在为最优秀的老板工作**。它会成为你的一条生活准则，无论你走到哪里，你都能找到优秀的老板。

另外，我自己也在经营着一家公司，很成功。我们从来不用粗暴的方式对待员工。我们一周工作4天，欢声笑语无处不在。我本人实在想不出还能用别的什么方式来经营一家公司。

亲爱的露易丝：

> 我是名23岁的演员，住在洛杉矶。我创作剧本，演出虽不频繁，但总有很好的角色等着我。可是，最近我觉得头脑突然被困住了，我的才能遇到了"天花板效应"，被压抑着无从发挥。这种感觉已经持续一段时间了，产生这个问题的很大一部分原因是我不愿投入感情。
>
> 理智上讲，我愿意在角色需要时哭泣、呐喊、微笑，但是在实际演出时我却很冷漠，甚至麻木，我的人在银幕上，内心却关闭了。你能给我提一些建议，帮我冲破"天花板"吗？

亲爱的朋友：

> 我从你的内心里感觉到一个受了惊吓的孩子，他害怕自己因行为愚蠢而受到其他孩子的嘲笑。这种担忧让你无法体验表演中的乐趣，这是不可能用理智解决的问题。你的一切均受到心灵的控制，只有这里才是你最安全的地方。
>
> 我相信你应该尝试一下被我称为"再生"的心理调节。它会对你有所帮助的。这只是一种简单的呼吸方式，但是你要在一个让自己感觉安全、温暖的环境里练习，让那些童年时的痛苦和恐惧伴随着每一次呼吸消失得越来越远。
>
> 同时，你可以用下面这句宣言减轻心里的担忧并激发你的创造力：
>
> **我是安全的，可以自由地表达内心的愉悦。表演充满了快乐，我热爱这份工作！**

亲爱的露易丝：

> 我4岁就开始弹钢琴了（虽然那时只是用耳朵听），钢琴使我的生命充满了爱和激情。我没有一时一刻不在想着弹琴。每天我都在祈求上帝能让我在键盘上，在音乐里度过一生（我现在时常在婚礼和晚会上为别人弹琴）。

但是，两年前我参加了一场流行音乐会，从那以后，我的听觉变得异常敏感，总是感到耳鸣，但我知道这更多的是由于敏感过度。两位医生先后为我做过失聪检查，结果是没有这种迹象。他们为我没计了一种助听器，这种设备能让我只听到某些特定的声音，而把其他有害的声音过滤掉。现在，我几乎走到哪儿都要戴着这只耳塞。我曾经在很多的音像店工作过，还参加了很多音乐会，这会不会和我的听觉障碍有关呢？

上帝给了我成为音乐家的天分，然而现在这种天分正在受到威胁，我真不理解这是为什么。我现在听到声音就难受，曾经为我和别人带来欢乐的东西现在却让我痛苦不堪，难道我的音乐也要因此而被剥夺吗？这听起来会让任何人都害怕，而对于一个音乐家来说，这甚至是"恐怖"。音乐是我全部的生命，没有了音乐也就没有了我。

我希望你能让我看到一点光明，因为每一次我坐到钢琴前面的时候，我的世界都在变得更加暗淡无光。

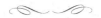

亲爱的朋友：

你的来信让我觉得你是在"对生活过敏"。你是否曾遇到过什么经历，那种感觉太强烈了，以至于你愿意毁掉自己真正喜欢的事业？如果你放弃了自己选择的事业，你能让什么人高兴呢？

我相信两年前发生了什么事情，你首先要做的是原谅那个人或者那件事。可能某段童年时的经历在两年前被激活了，而你的听觉障碍只是你自己挂起的一块幕布，它让你无法听到更加重要的信息。你需要花一些时间让自己安静下来，然后让内心的智慧为你揭示被那个声音掩盖的信息。告诉自己：**我平静地聆听生活的教诲，心中充满了爱的感受。**

亲爱的露易丝：

　　绝大多数时间里，我只要一想到"长大后应该做什么"，就头疼。我觉得你的职业以一种很完美的方式展现在了你的面前，我非常羡慕你选择的工作。

　　我愿意相信，只要努力寻找适合自己的工作，事情总会发生积极的改变。然而，我对这样做所要花费的时间感到非常不安，我甚至觉得时间已经不够用了，虽然我才刚刚25岁。

　　在我努力迈向事业高峰的过程中，我希望得到你的帮助。

亲爱的朋友：

　　在我40岁之前，我的"事业"甚至还没有出现过。即便是在40岁的时候，起步还是显得异常渺小，我几乎忽略了它。当时我根本不知道自己会从事现在的职业，会把这份工作做到这么大，我可能是那种"大器晚成"的人吧。

　　也许在弄清自己适合什么样的职业之前，你还有很多应该学习的事情。今天是你唯一能体验今天生活的时刻，立足现在，愉快地度过每时每刻。不要在消沉中让日子白白地溜走，否则，你会错过很多生命中的快乐。你可以花上1个月的时间对每一次进展表示感激。生活喜欢充满感激的人，你这样做了，生活还会给你更多值得感激的事。对自己说：**生活正在用了不起的方式在我眼前展开，我的心情平静如水。**

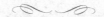

便笺

练习：思考你的职业生涯

有助于事业成长的宣言

我和每一位同事和睦相处，我们相互尊重。

我为那些尊重我的为人和工作成果的人工作。

走进我的工作间，就像走进了快乐大本营。

我总能轻松地找到工作。

我的收入一直在稳定地增加。

我能在工作中感到深深地满足。

工作是一种快乐。

我的职业生活非常精彩。

我真心地欣赏着我的事业。

第九章

疾病

　　疾病源自于体内某处的生命力不能自由流淌，源自于我们不会宽恕。我曾经忽略过自己的健康，但是我已经原谅了自己。现在，我学会了认真爱护我的身体，学会了用生命中所有的营养滋润自己。这是我的身躯，我的心灵，我自己把握这一切。我小心地在身边营造充满关爱的气氛，这能确保我的身心和灵魂健康。我主动地选择和保持那些平静、友爱的思想，它们能够为身体的每一个细胞创造出一种内在的和谐。

　　我热爱身体的每一部分。

　　生命如此美好，只要生活着，我就感到快乐！

应该对我们所患疾病负责的正是我们自己。就像生命中其他东西一样，我们所生的病反映着我们内心的思想和信念。我们的身体一直都在对我们说话，只是我们没有留意过，身体里的每一个细胞都会对我们的每一种思想、每一句话作出反应。

病由心生，假如我们想治愈某种病痛，我们必须首先在心里找到根源，症状只是外在的表现。大多数疾病都是源于某种心理模式，比如刻薄、愤怒、怨恨、负罪感等等。生性刻薄，不易宽容的人往往会得关节炎之类的疾病；愤怒让人容易患上各种传染病；长久的积怨最终会让人患上癌症；负罪感让人自我惩罚，会引起身体的疼痛。我们与其在病痛缠身时寻找灵丹妙药，不如在健康时积极地消除这些有害的心理因素，这会容易得多。在今后的生活中，我们需要努力避免产生有损健康的情绪和想法。

当我们愿意聆听来自身体的信息时，我们就能为它提供所需的各种营养，帮助它、关心和爱护它，这是出于我们对生命本身的爱。身体是我们借以体验生命的神殿，理应得到我们的珍惜，受到我们的尊敬。我不认为每个人都要得病，都得在病房里度过余生——我们不应该这样离开地球。我相信每个人都能够照顾好自己，能够健康长寿。

现在应该是我们告别医院和药店，找回属于我们自己力量的时候了。我们曾一度让高科技制造的各种药片控制了身体，那东西不仅浪费我们的钱财，还慢慢地毁掉了我们的健康。现在，我们必须学会把握自己的身体，保护自己的健康，这不仅能拯救许多生命，还能节省很多金钱。当我们完全明白了身体和精神的关系，很多纠缠我们的病痛就会永远消失。

●●● 下面这些来信谈论的，与疾病有关。

亲爱的露易丝：

我父亲63岁，刚刚被诊断出患有前列腺癌。医生说现在已经无法动手术了，而且，他们判给父亲的时间也已为时不多，母亲几乎因此崩溃了。他们曾为退休后的生活制订了许多计划，但现在看来，他们似乎注定不能分享那份快乐的生活了。父亲的情绪低落到了极点，他拒绝同任何人谈论自己的病情。

我读过你写的书，你说癌症是可以被治愈的。我希望你能告诉我应该为父亲做些什么，帮他战胜病魔。我还想让母亲变得坚强起来，能够成为父亲的心灵依靠。在这种情况下，我究竟应该做些什么呢？我很爱我的父母，他们现在的样子让我非常难过。

亲爱的朋友：

你的来信给了我一个机会，让我可以和你谈谈我一直都很关心的一个话题。前列腺癌和乳腺癌一样，是完全可以预防而且非常有可能治愈的。事实上，很多人类畏惧的顽症往往都是源于人们不科学的生活方式——营养不良、吸烟、酗酒、吸毒、缺乏锻炼，以及消极的心理状态等。

我不清楚你父亲的病情已经发展到什么程度，也不了解医生具体是怎么看待他现在的情况，但是，这不妨碍我们仔细分析一下。任何人都没有权力判定我们生命的期限，我们所知道的死刑都是出于他人意志的产物。你父亲应该把这次诊断看作是一次提醒，如果他愿意重新把握自己的健康，他还有很多事情可以做。很多病人的实际寿命都远远超过医生的判断。

另一方面，每个人的行为都受到自己意识的支配，因此，他必须自己作出决定。你可以提供帮助，给予支持，但是你无法强迫别人。真心爱你的父母，让他们找到属于自己战胜病魔的方法。对自己说：**我用爱拥抱父母，用爱给他们支持。**

第九章 疾 病

亲爱的露易丝：

　　我是一名41岁的女性，6个月前我被诊断出患有乳腺癌，我接受了乳腺切除手术，正在接受化疗。虽然我选择了常规治疗方法，我还是知道身心兼顾、内外兼治的重要性。

　　我读过不少你写的书，也听过你的讲座录音，我能理解你关于人为什么生病的那些观点，但是，我却不知道如何把你的那些方法和理论运用到我的日常生活中去。我需要消除对癌症复发的畏惧心理，以便能够更加专注于积极的治疗。我应该怎么做呢？你关于乳腺癌的一些看法，我在心里已经不知道默念过多少遍了，我怎么才能确认它们正在发挥作用呢？

亲爱的朋友：

　　现在是你需要利用一切机会了解各种各样的治疗方法的时候了，你必须为自己的身体努力扩充健康方面的知识。你应该更多地了解身体健康和心理状态之间的关系，更多地了解乳腺癌和营养平衡之间的关系。在我得癌症的时候，我几乎读完了所有能够找到的书，是它们帮我驱除了恐惧。

　　我的理解是容易患乳腺癌的人往往是那些首先为别人着想的人。乳房是滋养生命的器官，因此，生活中的你可能总是尽力关心照顾别人，而很少想到自己。患上乳腺癌的女性朋友必须学会说"不"！这不是那种自谦的"不"，而是真正意义上的"不"。当然，第一次听到你说不的时候，那些曾经习惯于接受你照顾甚至习惯占你便宜的人一定会不高兴。但是，第一个"不"字是最难的，第二个就要容易些，第三个就会更加容易，这样做的好处会让你后悔为什么以前没有尝试过。对于那些只会说"是"的人，人们会自觉或不自觉地占他的便宜，而对于那些办事有度，懂得拒绝的人，人们反而会去尊重，这一课对你至关重要。对自己说：**我会认真爱护自己、照料自己，我非常安全。**

亲爱的露易丝：

　　我患有一种念珠菌引起的性病，已经6年了，我现在只能靠附加社会保障金生活。我的家人还不知道这种情况，我也不敢和任何朋友谈起这件事，我觉得这是一种耻辱。

　　我还有很多事情需要再琢磨一下，学着去感受和忘记。你能告诉我怎么做才能更快一点吗？

亲爱的朋友：

　　当我听到有人说要"琢磨"一下自己健康问题的时候，我总是感到有些担心。人们生病后都会陷入思考，对从前的事情和感受的思考，这个过程最需要的是温暖和关爱，而"琢磨"却没有这层意思，显得冷冰冰的。每个人的内心总会有一些难于了断的情结，这些包袱都背在了一个孩子的身上，他就是我们心中的童年的自己。当你继续治疗的时候，不要忘记心中的那个孩子，应该给他足够的耐心、温暖和鼓励，就像你对待其他孩子一样。

　　你面临的最大问题是耻辱感和负疚感，而不是你的病。假如你扭伤了踝骨或得了感冒，你也会有同样的感觉吗？负疚感是由于我们觉得自己做了错事，而耻辱感则是由于我们认为自己出了问题，这都是错误和不真实的。事实上，你本身是生命一种崇高的表达方式，而你不过是正在经历一场称之为"生病"的体验。

　　如果你知道自己不是唯一得这种病的人，你就能更积极地去克服那些不良情绪。另外，祈祷也能给你一些帮助。

　　你应该在每天清晨对着镜子里的自己说：**我热爱并接纳现在的自己，于是我得到了治愈身心所需的一切支持。**

第九章　疾　病

亲爱的露易丝：

　　我是一名33岁的女性，我是在意大利给你写这封信的。我读过很多你写的书，每一本都很棒。我还亲自到英国参加了你举办的一次论坛，那两天里我得到了很多非常有用的东西，它们帮我最终治好了牛皮癣。

　　目前，我正在试图作出重大决定，我不知道是否应该接受一个治疗甲亢的手术（这种病使我得了甲状腺肿大，并有心律不齐的症状）。我一直拖延着没做这个手术，因为我听说一旦做了手术，今后的生活将永远离不开药物，我还不清楚自己是否愿意成为那样的人。在你的一本书里，你说"病人应该学会突破自身的界限"，我觉得自己已经那样做了。但是，为了不动这个手术，我还能再做些什么呢？

亲爱的朋友：

　　所有这些疾病都是借以表达你在生命中感受到的不满和失落的形式。我看到你的创造力还远未被释放出来。不论出于何种原因，你并没有给自己自由表达的机会。你非常出色地治好了牛皮癣，现在，你应该走得更远一些。

　　在生理方面，我建议你找一位深谙中医药理论和实践的保健专家，让他帮你调理身体。在心理方面，我建议你联系一下一个叫麦克斯·达米奥利的人，他住在意大利的米兰，是我的一个学生。和他多谈谈你的情况，我相信他能帮你彻底消除那些心理上的致病因素。当我在自己的生活中出现问题的时候，我会毫不犹豫地去看心理医生，因为一名好的医生能清楚地看到我们自己无法看到的东西。对自己说：**我能轻松愉快地参与自我治疗的过程。**

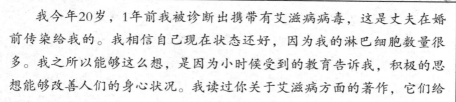

亲爱的露易丝：

我今年20岁，1年前我被诊断出携带有艾滋病病毒，这是丈夫在婚前传染给我的。我相信自己现在状态还好，因为我的淋巴细胞数量很多。我之所以能够这么想，是因为小时候受到的教育告诉我，积极的思想能够改善人们的身心状况。我读过你关于艾滋病方面的著作，它们给了我很多启发。

但是，我想知道的是：你是否真的相信人们能够通过自己的努力彻底治愈艾滋病？我决心一定要把自己治好，但我需要知道那是否可能。如果是，我该怎么做呢？

亲爱的朋友：

我的确知道一些通过自己的努力最终战胜艾滋病的人，虽然他们没有我希望的那么多。他们的准确数量很难统计，因为即便成为了健康人，他们往往也会隐姓埋名地生活。

大多数接受治疗的患者通常选择一些强度高、密度大的康复方案。他们可能被要求彻底改变饮食计划，参加体育锻炼、戒烟戒酒、食用蓖麻油、补充维生素、矿物质、喝汤药、接受心理治疗、祈祷，总之，参与一切与治疗相关的内容。心理疗法主要是帮助病人消除内心的负面情绪，帮助病人学会宽恕自己，尊重自己，爱护自己。最重要的是，病人必须能让自己愉快地参与到这些方案里来。然而，很多人却把这种康复计划看作是对自己的惩罚，这是不对的。康复是比治疗更高级的活动，它必须从人们的内心开始。

对自己说：**生活已经为我的康复准备好了一切**。你可以仔细了解一下当地健康食品店所提供的服务，包括食品和讲座什么的。爱你自己，爱你的身体吧。

第九章　疾病

亲爱的露易丝：

　　我写信是为了感谢你写的那本书——《生命的重建》。我已经尝试了很多书中所提的建议。比如，我曾多年患有胃溃疡，而当理解了某些心理因素同这种病的关系时，我终于痊愈了。当然，那绝不是一夜之间发生的事。

　　最近，我了解到自己患有一种叫"运动型缺氧症"的疾病，医生给我做了很多检查，但始终无法找到病因。帮帮我吧！是什么心理因素引发了这种病呢？期盼你的建议。

亲爱的朋友：

　　我从来没听说过这样一种疾病，而且，你也没有详细地说明。这种情况是否发生在你进行锻炼或者爬楼梯的时候？不管怎样，让我们试着从哲学的角度分析你的病症。血液通常代表着欢乐和亲情，当血液出现问题的时候，往往是你的家庭因素剥夺或者阻碍了你在生活中享受快乐的权力，至少你自己这么有意无意地这么认为。生命需要氧气，而健康的血液里含有必要的氧气。

　　我们的心脏代表爱，血液代表欢乐。在一个健康的肌体里，心脏能够把欢乐输送到全身每一根血管，我似乎能看到那流淌着的欢乐在拥抱身体里的每一粒细胞，滋养它、抚慰它，于是每一粒细胞都处在最佳状态，快乐地为我们工作着。你是个快乐的人吗？你经常微笑吗？你能用快乐消除心里的畏惧吗？你如何才能在生活中体验更多的快乐呢？是否还有什么人应该得到你的理解呢？如果你的心为爱而跳动，那爱一定会治愈你的病。告诉自己：**我在生命中快乐而自由地穿行。**

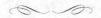

便笺

练习：分析你对生病的信念

- -

- -

- -

- -

- -

- -

- -

- -

- -

- -

- -

战胜疾病的宣言

我热爱自己的身体。

我的身体热爱健康。

我的身体如此完美，我对它充满了敬意。

我愿意认真聆听身体所说的每一句话。

我爱身体的每一粒细胞。

我很清楚该如何照顾自己的身体。

我同生命的每一个部分和睦相处。

我爱自己，所以我让身体拥有完美的健康。

第十章　财　富

　　无论报纸或经济学家说什么，我都能让自己的收入不断增加。我超越了目前的收入水平，并走在了经济预测的前头。我不去听信别人所说我的事业能走多远，或者我能做些什么。我没费吹灰之力就超过了我父母的收入水平。我的财务意识在不断扩展，同时也在不断吸纳新的观念——使生活变得更深刻、更富裕、更舒适、更美好的新方法。我天赋极好、能力极强，我把才华与这个世界分享，我心底感到无比愉悦。

　　我没有承受不了的事情，我开始进入一个全新的财务自由的水平。

当我们提到"财富"这个词时，许多人立即想到的就是金钱。然而，在财富的羽翼下还涵盖着许多其他含义，比如时间、爱情、成功、安逸、美丽、知识、人际关系和健康。

如果你由于没有足够的时间去做自己想做的事情，而总是匆匆忙忙，那么你在时间方面就是贫乏的；如果你感觉自己做不成什么事，那么你就永远不会成功；如果你感觉生活是繁重而艰辛的，那么你将永远感觉不到舒适；如果你认为自己懂得不多，太笨，处理不了什么事情，那么你将永远体会不到与上帝智慧沟通的感觉；如果你觉得缺乏爱，与人相处不好，那么你将真的很难把别人的爱吸引到你的生活里来。人们总爱这样想，噢，我想得到这个，我想得到那个，我想得到……然而，财富需要你自己去争取，当你达不到目的时，在某种意义上，是你自身的原因造成的。

对金钱问题的恐惧心理常常源于我们的童年时期。在我企业工作的一位女职员曾经说，她父亲过去很有钱，但却整天担心自己会破产，所有的钱会付之东流。他的这种恐惧又传给了孩子，她的成长过程中总是担心有一天自己会没人照顾。她缺乏自由支配金钱的能力，这与她父亲诚惶诚恐地操持着这个家庭有关。她一生中有很多钱，她的教训是要排解掉自己不能照顾自己的恐惧心理。即便没有了金钱，她依然能照顾好自己。

我们很多人都继承了我们小时候形成的一些观念，但我们需要超越父辈的局限和恐惧。我们不要再沿袭他们的信念，要开始相信拥有金钱和财富是正当的。如果我们相信自己内在的力量，无论发生什么都能照顾好我们自己，那么我们将很容易渡过难关，将来更会财源滚滚。

●●●下面这些来信谈论的，与财富有关。

亲爱的露易丝：

　　我40岁出头，已婚。我有美貌的妻子、可爱的孩子、温馨的家庭和一份相当不错的工作，可是，我对自己的经济状况从来都没满意过。跟其他更有钱的人相比，我好像把所有的自信和满意度都定义在我能挣多少钱，我的房子有多大，我的车有多豪华和其他物质性的东西上了。为什么我不珍惜自己所拥有的一切，却总有更多的渴求呢？

亲爱的朋友：

　　不只你一个人有这样的问题，许多男人在成长过程中都被灌输这样的价值观，他们的自身价值体现在外部财富上。你父亲或许有过同样的想法。在你的思想成长方面，一定不要再给自己"记分"，要找到热爱自己、热爱生活的新途径。我建议你用3天的时间，独自一人到森林里进行一次野营，去亲近一下大自然，接触花草树木和各种动物，问问自己："我怎样才能做到不与人攀比，更多地关注生活本身？""如果有一天我没有了房子，没有了收入，我该怎样找到生活的意义？""对我来说，什么才是真正重要的？""在这一生中，我教给了别人什么，我又学到了哪些？"

　　正像盖尔·雪莉在她的《新篇章》一书里所写的那样，如果你现在还没有发现生活的意义，那么即使到了本应轰轰烈烈的知天命之年，你也会满腹牢骚。我们所谓的"男性更年期"通常是指一种沮丧的精神状态。一定要读一读她这本书，好极了。它为我们如何带着激情，带着力量步入焕发活力的中年设计了一幅美丽的蓝图。我坚信我们没有必要循着父辈的方式行事，我们都是开拓者，我们都能创造持久、辉煌的新生活。对自己说：**我对生活中的万事都心存感激。**经常对自己说这句话，开始关注生活中所有早已习以为常的小事，看事情会不会有些改变？

亲爱的露易丝：

我正为自己不能保持持续稳定的收入发愁。几年前，一笔违约赔偿金结束了我收入颇丰的工作，于是我决定换个职业，当了经销商，可收入差不多仅仅是以前的一半。3年来，我就靠这点钱为生，真是烦透了，我再也不想在贫穷中生活下去了。

让自己陷入了这种境地，我对自己深为不满。下一步该怎么办，你能给我出些主意吗？我不知道我的内疚感跟我得到那笔违约赔偿金是否有关？

亲爱的朋友：

当一个人生活中缺少金钱的时候，羞愧和不光彩的感觉总是起很大作用。因得到违约赔偿金而感觉到羞愧仅仅是你小时候对于奖惩理解的延续而已。你父母对于金钱的观点需要你重新评估，如果这些观点局限性太大的话，需要你谅解他们。

回到自己的圈子里来吧，你的精力太分散了，对外部不安全因素考虑得太多了，其实你所需要的一切都存在于你心灵深处。你的目标是爱自己而不是责难自己。恼火，我称其为"思想贫乏"，因为它是一种能量浪费，对自己恼火只会把你谈到的你想要的财富从你身边赶走。

你能否做到即使挣的钱比以前少了也能爱自己？难道安全感的外在形式对你的人格那么重要吗？为什么？其实，无论你挣钱多少，你的灵魂会永远深爱着你。

如果你能一时增加收入，那么你就有能力使自己的收入不断增加。我建议你从你所读过的关于如何致富的书中选取一种方法，坚持做下去至少6个月。

对自己说：我始终如一地爱我自己，生活也会始终如一地给我以丰厚的回报。

亲爱的露易丝：

为什么从事与心理学、治疗师相关"玄妙"职业的人收费通常很高？我觉得他们的天赋在于不仅仅吸引了那些花得起这笔费用的人，而且还唤起了所有需要这类服务的人们的需求。

亲爱的朋友：

人们可以索要体现自己服务价值的费用，你把他们的工作看作是"玄妙的"，并不意味着他们必须放弃他们的自身价值。是否要付这笔费用由顾客或客户说了算，别人付多少也不是我能管得了的事。

我不知道你从事的是什么工作，然而，有一点可以确定，你不会愿意白白干活。你拿什么付你的各种账单？听你这么说好像有些服务你负担不起，所以，你希望这些服务都是免费的，但免费服务很少是有价值的，而且即使你剥夺别人这样做的权利，你也不可能发财。如果是我，看到别人发达了，我会为此高兴，因为这也为我指明了一条致富之路。

让我们一起对自己说：**我是宇宙奔流不息长河中的一分子。我乐意付出，也愉快地收获。**

亲爱的露易丝：

我今年48岁，一生中曾经失去过很多有价值的东西，如金钱、友谊和成就。为了工作我曾被骗取钱财，曾被朋友利用。

我家去年曾两次被盗，第一次被盗后，我给一位当部长的好朋友打电话，把所发生的一切告诉了他。我问他，该怎样才能弄清楚导致这一切事情发生的心理模式，他让我虔诚地祈祷，谜底会自然揭开。结果，3天之内，上帝给我的回答是我终生都怀有失去的信念，因此，每次真的失去什么时，这种信念便会进一步得到加强。

我马上开始必要的精神治疗和宣言来进行心理调整，我原以为自己已经把这种模式控制住了，可为什么第二次盗窃事件又发生在我头上呢？我错过了什么？我还可以做哪些事情？

你真富有洞察力，意识到自己终生怀有失去的信念。这种信念或许源于你童年时的一些经历，你意识到这些之后所做的心理调整很好，毫无疑问，你已经基本澄清了这种模式；然而，终生的信念不会一夜之间烟消云散，这次新的盗窃案说明你还需要继续做工作。

记住，下意识里属于你的东西，别人是拿不走的。我们所失去的，总有一天还会回到我们身边的。

你是否无意识地偷过别人的东西？或许你偷的不是所谓的物质的东西（甚至不是办公室里的纸夹子），但偷的可能是时间或别人对你的尊重，或者甚至是一种人际关系。

你会不会相信你生活中没有得到好报？也许你需要宽恕那些曾教会你相信"失去"的人们。

再次走进自己的内心深处，请求上帝的指引，并且宽恕那些偷窃过你的人吧。这条宣言或许对你会有帮助：**我是诚实的，我和我的财产都是安全的。**

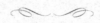

亲爱的露易丝：

我有一份富有创造性的工作，但好像不能使我致富。我出身于贫寒的家庭，我现在认识到，为了致富，我需要改变原有的信念。我在童年时总被教导这样一些观念，比如周围没有人赚过很多钱；爱财之心永无止境；没有什么工作值得做；这里的每个人都很穷；贫穷是精神上的富足；你会饿死的；没人喜欢你无所谓；所有人都忍耐着；因为你生于这块土地，所以你不可能做得更好，不可能拥有更多，也不可能实现任何愿望；走出去的那些人病的病，死的死，被杀的被杀；所有人最后都重返家园就是因为外面的世界太可怕了；你想要什么并不重要；我们从来没有拥有很多，将来也不会；外界的人总想伤害你；有钱人都是势利小人；你必须待在自己所属的社会阶层。

我将接受任何能够推翻这些观念的建议。

亲爱的朋友：

　　首先，如果你愿意宽恕，我就会帮你。让我们一起宣言："现在我已原谅我童年时那些由于无知而教会我否定自己，错误看待事情的人们，我爱我的父母，我现在要超越他们那些陈旧的、狭隘的思想。我现在讲出这些宣言才是我对自己和生活的新的信仰。作为真理，我接受这些信仰，我知道我会得到好报。"

　　现在，让我们把所有童年时的信仰都变成自信的宣言：

·在街坊四邻中我首开先河。

·我要让自己成功。

·这个世界上的钱比沙土都要多。

·我为自己创造出干不完的工作，而且都有利可图。

·上帝关爱那些凭借自己的天赋和能力通过正经渠道致富的人。

·现在我抛弃过去所有那些错误的信仰，它们对我不再起任何作用。

·对自己、对生活我都很在意，我被整个世界深爱着。

·创造性的内心活动和艰苦的体力劳动一样真实可信，而且通常可以赢得更多的财富。

·谁相信苦难，谁就会遭受苦难。我不再相信痛苦。

·我现在做任何事情都从容不迫。

·我现在拥有的已经远远超过从前了。

·每一天，无论在哪方面，我都在变得越来越好。

·我会教给别人如何生活得美好和优雅。

·我有能力靠自己赢得财富。

·我就是我，我有自己的游戏规则。

·如果一个人寻找恐惧，他发现的肯定就是恐惧。可我无论何时何地，发现的总是美好的事物。

·在宇宙中我无拘无束。

·只要我相信我应该得到，宇宙就会作出相应的回应。

·我的生命富有意义。

·我不会指望通过过去预示未来。

- 我现在得到了回报，拥有了我所渴望的一切。
- 所有人心里都只有我最感兴趣的事，我被爱包围着。
- 我认识的所有有钱人都是善良的、富有爱心的、务实的。
- 随着我财富的增长，我可以随意从一个阶层步入另一个阶层，而不会有丝毫的羞愧和恐惧。

许多人对于财富和金钱都有着错误的信仰，这些信仰都是孩提时代自然习得的。但是现在，既然都是成人了，他们完全可以改变这些信仰，使自己生活得更美好。我也出身于一个贫寒的家庭，但我成功地走了过来。今天，我在各个领域都赢得了财富。把下面的宣言写在纸上，放在你经常能够看得到的地方，会对你大有帮助的。

- 现在我有钱了。如果我的家人和我儿时的朋友依然坚持那些狭隘的观念也无所谓。他们不必在我成长的环境里成长。
- 我正做着我喜爱的工作，我为此得到了回报。我知道如何保护自己的财产，如何节省钱财。银行里有我的存款，我在积蓄财产。我所有的账单都已付清，而且还有节余。
- 当我感觉到周围环境给我的压力的时候，我意识到这仅是旧日的模式再次浮现出来而已。我会静静地扪心自问："对我来说最好是什么？"这样，所有疑惑便被解开，接下去该怎么走就会变得清晰。
- 我内心的小孩不再相信一定有人会利用我。因为我放弃了这一荒谬的论调，它已经从哪里来，回到哪里去了，消失得无影无踪。

至少坚持一两个月，每天早晚对自己说这些宣言，你会由于改变了思想而改变你的整个世界。一定要坚持下去，你能够成功。

亲爱的露易丝：

我是个35岁的女性，作为一名艺术家，我已在艺术的道路上挣扎10年了。当我绘画创作时，我充满活力，感觉自己与整个世界融为一体，然而，我享受到的仅仅是我所在领域里有限的成功而已。为了付房租、买食物，我不得不同时兼几份职，包括作饭馆招待员和办公室文秘。

虽然这些额外工作我都干得不错，但我发现这越来越耗费我的精力，我真的没有太多时间投身艺术创作了。我发现自己在怀疑自己所选择的道路，这种挣扎习以为常，有时我真嫉妒那些获得成功的人们，而我为之奋斗多年却一贫如洗。有时我想放弃艺术，集中精力去做一份传统的、能赚钱的工作，但我真的不可能那样去做，那将不再是我自己。

你能给我些指导吗？

亲爱的朋友：

妒忌往往源于自身的匮乏。我们要知道，每个人包括我们自己都有嫉妒心理。我不知道你是不是在重现这样一些童年时接受的信息："艺术家总是挣扎着生活的，艺术是谋生的一种愚蠢的方式，你不会取得成功，只有男性才有可能在艺术上取得成功；生活是艰难的，你必须拼命努力。"

我想，在你内心深处的某个地方，有一些旧的观念在阻止你走向成功。请列几个单子：关于艺术，我相信什么；关于艺术，我父母相信什么；关于成功，我相信什么；关于女性，关于价值，关于精力，关于奋斗等等，然后把所有否定的答案变成积极的宣言。

不要再进行思想斗争了，开始让自己充分享受今天的生活，为你拥有富有创造性的天分而心存感激吧，这个世界喜爱感恩。为他人的成功而高兴，让你做的每件事都充满乐趣，都富有创造性。爱你自己，爱你的生命。你正进入一个新的层次，一切都好。对自己说：**我传播成功的种子，无论我在哪里，都会兴旺发达。**

第十章　财　富

赢得财富的宣言

致富是我神圣的权利。

我不断增强致富的自觉意识，这反映在我不断增长的收入上。

我的利益来自于任何地方、任何人。

无论我在哪里，都会兴旺发达。

我值得一生中拥有滚滚财源。

现在我形成了新的成功意识。

我知道，我下定决心想成功，就一定能成功。

我为别人的成功而欣喜，因为我知道丰厚的财富在等着我们。

我还没提出要求，所有的需求和渴望就已得到了满足。

所有财富都来到我身边。

第十一章

为人父母／为人子女

　　孩子不是父母的私有财产，他们是上帝的恩赐。他们是独立的、聪慧的人，他们根据自己将要接受的考验和挑战选择了自己的父母。如果我们敞开心扉，向他们学习，他们可以教会我们许多东西。孩子是富有挑战性的，因为他们经常会用不同的方式看待生活。父母通常会坚持教给孩子那些陈旧的、过时的观念，而这些让现在的孩子看来根本就是错误的。家长有责任给孩子提供一个安全的教育空间，使他们的个性得到最充分的发展。

　　我们应该认识到每一个来到这个星球的孩子都是一位自然力治疗师，如果受到鼓励，他们会作出令人惊叹的事情来推动人类社会的发展。如果我们硬要按祖辈流传下来的模式培养孩子，那么，我们不仅会危害孩子，同时也会危害社会。

开诚布公地与孩子交流是极其重要的。通常情况下，当孩子们开始谈论他们喜欢什么或不喜欢什么时，家长就开始没完没了地教训他们，"别说那些了"、"别那样做"、"别动那个"、"不要这样，不要那样"……慢慢地，孩子不再愿意交流，有时甚至离家出走。如果你想自己老了的时候孩子还会待在你身边，那么，趁孩子还小就开始与他们平等交流吧。

鼓励你的孩子发展个性，允许他们以自己的方式表达自己，即使这种方式在你看来只是一种时尚而已，不要让他们总是觉得在犯错误或受到贬低。天知道，我一生中曾赶过多少时髦，你和你的孩子也一样，这没有什么好责怪的。

孩子们永远不会按照我们说的照做，而是我们怎么做，他们就怎么学。假如我们自己抽烟、喝酒、吸毒，我们不可能教育他们"不要抽烟"、"不要喝酒"或者"不要吸毒"。我们应该以身作则，想要孩子今后怎样生活，现在我们就应该怎样生活。当父母乐于为自爱付出努力的时候，你会惊奇地发现这个家庭变得多么和谐融洽，孩子们也会建立起新的自信，变得自尊，开始新的价值定位。如果我们让孩子感觉到他们不是牺牲品，他们对自己的生命负有责任，他们能够改变自己的生活，那么，我们将会看到巨大的突破。

我们不必成为"十全十美的父母"，如果我们爱自己的父母，我们就给自己的孩子创造了绝好的成长环境，他们也会成为我们的朋友，他们会体验到成就感和自我实现的喜悦，以及自我实现带来内心的平静。我认为，我们能够为孩子做的最好的事情就是学会自爱，因为孩子总爱效仿榜样。这样，我们会拥有更美好的生活，孩子们也会拥有更美好的生活。

●●● 下面这些来信谈论的，与为人父母/为人子女有关。

亲爱的露易丝：

　　我和丈夫在如何抚养孩子方面持有不同观点。我俩都出身于传统的基督教家庭，在教育孩子问题上一般是我丈夫说了算，但我担心他对我们的儿子太严厉了。我们有3个孩子，一个儿子，两个女儿。我丈夫很爱两个女儿（一个8岁，一个9岁），但对儿子却很粗暴，他已经在教儿子如何与人打架（他才6岁），还教育他说，男子汉是不应该哭的。

　　我不希望我们对孩子有如此不同的做法，我在尽力爱护每一个孩子。我读过您写的《生命的重建》这本书，觉得很鼓舞人心。但处在现在这种境地，我不知道该怎样运用那些观点。能给我些建议吗？

亲爱的朋友：

　　为什么在抚养子女问题上你丈夫说了算？孩子是你生的，你有平等的发言权，我可以想象你的丈夫在他小时候被人对待的态度，而他正以那种态度对待你们的儿子，那时候他就相信男孩就应该这样。在我看来，这是一种摧残儿童、虐待儿童的表现。你的儿子长大后，要么用同样的方法对待他的孩子，要么花费一生中大量时间来康复。他还会逐渐学会憎恨女人，因为在他受到虐待时，他的姐姐们却备受宠爱。

　　拳头总是等于恐惧。当孩子们学会自尊时，他们绝不会轻易打架。目前，你所能做的最好的工作，就在于你内心的最深处。对自己说：**我的每一个孩子都会得到平等的关爱**。然后，利用一切机会，让你的每一个孩子包括你的儿子都感受到你的丈夫是一个慈爱的父亲。

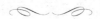

亲爱的露易丝：

　　我12岁的儿子聪明、敏感，极度缺乏自信。他曾因眼睛问题和身体协调问题接受过治疗，但这些治疗仿佛更加强了他的"我有问题"的想法。他最常说的话是"我是个令人讨厌的人"、"没有人喜欢我"、"我真蠢"、"我什么事儿都做不成"。他还对所有的事心存疑虑。

我不知道该如何帮助他，也想知道这种态度会导致什么样的后果。我好像没有办法使他相信自己是与众不同的，并没有失败，只不过他没有满足别人对他的期待而已。

亲爱的朋友：

　　我相信每个人来到地球上，都为自己挑选了特定的一课。即使天生就有某种疾病或残疾的婴儿，也有机会无条件地学会爱自己。

　　听起来你儿子好像性格比较内向，不合群。他与周围的世界格格不入，他认为自己得到了什么呢？

　　你还要注意你儿子的饮食，营养会对我们的感觉产生很大的作用，再征求一下他的医生和老师的想法。记住，上帝通过医生这一行业发挥作用。让我们的孩子转变得最好、最快的方法就是首先改变我们自己，如果你想让你的儿子拥有自信和自爱，那么你自己必须先做到。学会尽可能地爱自己，你就会注意到发生在他身上的可喜变化。对自己说：**我爱自己多一点，我的儿子就爱他自己多一点。我们俩人都将受益。**

　　继续给予你儿子所有美好无私的爱。尽管许多父母愿意，但我们不能替孩子们学习经验。我们所能做的是教会他们方法。

亲爱的露易丝：

　　我希望你能帮帮我们。我丈夫过去酗酒成性，现在正在戒酒。我的父母一个依然在酗酒，另一个在戒酒。现在我们担心的是我们的两个孩子，他们的注意力总是不集中。13岁的女儿安静内向，她不太适应学校生活。三年级的时候，她被分到阅读困难者的行列，编进了特需班，但她却拒绝帮助，变得更加内向易怒。六年级时，我尝试让她去接受心理治疗，但她和她爸爸都坚决反对。最后，我不再管她了，她成为父亲的女儿，而我也不愿意再做个坏人。八年级的时候，她第一次尝试就吸毒过量，现在正接受精神病治疗。

我们6岁的儿子在学前班就开始出现问题，他总是处于亢奋状态，而且粗暴无礼。我们和他谈话，让他休学，打他屁股，但他是个报复心很重的孩子——如果谁伤了他的感情，他就变得暴躁不安，富有破坏性和攻击性，并且口口声声地说我们不爱他。目前他难以自控，晚上依赖药物治疗，否则他会突发性地愤怒起来。

我们努力保持积极的态度。经历了这一切，我和丈夫心灵更加紧密，更接近上帝。每天我都做"宣言"，坚信我的孩子一定能受到神的指引，但有时，我们的信念和力量会失灵，我们好像已经力不能及了。引发这种行为的信念体系是什么？我该怎样帮助这两个孩子和我的丈夫，同时让我们保持心智健康？

亲爱的朋友：

在这个家庭里缺乏的似乎是开诚布公的交流。你的孩子们目前的表现好像就是你和你的丈夫过去的表现，你们都需要找一个好的婚姻和家庭顾问。一段时间内，在行为基础方面你需要有人帮助。如果这个家庭出现了麻烦，起码你还可以坚持下去。这句宣言对你会有帮助：**我需要的帮助随时都会降临。我们心平气和。**

我还建议你去找一个好的营养师，查阅一些书籍，了解一些营养知识以及食物对身体所产生的影响。我并不是说这是唯一的答案，但我确实见识过科学的营养搭配所产生的惊人效果。你的孩子可能对某些加工过的、失去自然特性的食物极度过敏。

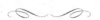

亲爱的露易丝：

在你的《生命的重建》这本书里，你写道："父母是我们自己选择的。"我的问题是："选择自己的父母"与收养行为有何关系？我收养孩子的原因是我不能生育。我是否违背了"上帝的旨意"，或者这仅仅是需要我来排除的一个障碍？

我相信由于不育或其他原因使孩子不能通过出生来选择一个特定的母亲时，他／她会找到收养的渠道。这个孩子既然选择了你当他的母亲，那他也能够通过某种方式找到你。感激这难得的机会吧！

正是关心你的不育，上帝才给予你一个漂亮的婴儿。你为什么会感到内疚呢？不要再心存疑虑、胡思乱想了。爱你自己、承认你的现状，你既会拥有一个可爱的孩子，也会拥有一桩美妙的婚姻。上帝的意愿就是使你体验幸福和满足。对自己说：**我是一位慈爱的母亲，我为自己拥有漂亮的孩子心存无限感激。**

亲爱的露易丝：

最近我们读了你的《生命的重建》，你对待疾病的思维模式使我深受启发，但我们怎么才能把它运用到孩子身上呢？我们的两个孩子都有较严重的疾病——一个眼睛有问题，一个心脏有问题。他们是不是太小了，会承受不了这些疾病的困扰？

亲爱的朋友：

当孩子得了你所说的那些疾病时，他们会产生恐惧感和不安全感，记住，孩子对周围的环境比成人更敏感。作为成人，我们有时会忘记或者理解不了孩子到底有多敏感，他们内心到底在想些什么。

所有眼部疾病都代表他们不喜欢所看到的东西，心脏疾病代表着"巨大的不安全感"，比如"怎样才能使我的需要得到满足呢"等等。花些时间透过孩子的眼睛看看他们周围的世界，有没有一些敏感的事情被你忽略了？

作为父母，帮助孩子的最好方法就是在深层次上热爱并接纳我们自己，创造出为所有人带来爱、带来平静、带来快乐和谐的生活方式。当你为自己展示出更好的生活时，你的孩子也会效仿你。对自己说：**当我宽恕过去，恢复健康的时候，我的孩子也恢复了健康。**

亲爱的露易丝：

我生来就有一种常见的、很容易纠正的出生缺陷，但直到我快两岁的时候才被发现。之后，我的童年基本上就在医院度过，给身体上石膏，背吊带。当我长大成人有了自己的孩子时，我还对此耿耿于怀，感到无比痛苦和愤恨。我不知道自己为什么会这样，但我很清楚地知道，一定要摆脱这种愤恨和痛苦。

亲爱的朋友：

感谢你伸出了求援之手，你想摆脱旧日痛苦的意愿已经使你走上了康复之路。每当从前的念头浮现在你的脑海时，尽可能地对自己大声说出来：**我愿意宽恕。我内心充满平静和理解。我已痊愈，成为完美的整体。**

不幸的是，上学时没有人教我们如何建立亲属关系或如何当好父母。作为父母，我们只能效仿在自己家庭里所看到的父母的样子，然后摸着石头过河。由于孩子效仿父母的能力极强，所以对你来说，忘掉过去的痛苦很重要，不然，你的孩子也会学会对痛苦作出强烈反应。如果你教会他们去爱，去宽恕，他们就会学会爱，学会宽恕（即使他们感受到你在养育他们过程中所犯的"错误"）。

给父母的宣言

我会开诚布公地与我的孩子交流。
我的孩子受到神圣的上帝的保护。
我拥有一个可爱的、和谐的、欢乐的、健康的家庭。
无论走到哪里，我的孩子都是安全的。
我跟孩子之间保持着充满爱的、平和的关系。
我的孩子健康成长，充满自爱。
我认可而且珍爱孩子的与众不同，我允许孩子自由地表达他们自己。
我爱我的孩子，我的孩子也同样爱我。
我们都是充满爱的家庭的一分子。

第十二章

恐惧及恐惧症

　　我的灵魂在爱与恐惧间徘徊。在心灵颤抖的瞬间，曾经的快乐时光突现眼前。虽然日子也曾阴云密布，但太阳总会出现。心中的信念就像永存的太阳。让心中信念的烛火如同太阳的光芒，永远指引我前进，使我不再畏惧。偶尔的战栗就像那匆匆飘来的阴云，风吹过，云散开，阴影不再。

　　对于未来的一切，我终于不再彷徨，因为我的爱将伴我上路。

恐惧的感觉无处不在，在战争中，在谋杀中，在贪婪的占有中，人们无时无地不感觉到它的存在。实际上，恐惧的产生源于我们对自身信心的缺乏，因此，我们怀疑生活。我们对未来充满不安和恐慌，于是，我们渴望占有更多的物质。但越是占有，越是不满足，越是让心中充满了恐惧。

战胜恐惧的过程不能使我们收获信心，在不断的自我挑战中，我们将上帝赋予的才智发挥得淋漓尽致。既然上帝创造了我们赖以生存的一切，上帝也同样会赐予我们生活下去的信心和力量。生活将由于你的丰富而变得丰富，生命将由于你的努力而不断延伸。在你的心中点燃生命的信念，于是，恐惧的感觉就会慢慢消退。

恐惧只存在我们的心中，对疾病、年老的忧虑使我们对生活充满疑惧。恐惧的另一种表现形式是愤怒。因为恐惧，我们变得易怒，变得不宽容。虽然愤怒可以暂时缓解我们的恐惧，但治愈恐惧的良方则是爱自己、爱别人、爱生活。态度决定一切，不是吗？当我们心情不好的时候，身边的人，身边的事，身边的一切好像都在和我们作对。相反，如果我们心情不错，太阳好像也会显得格外灿烂。生活就像行车，会遇到红绿灯，而我们只需勇敢地去面对，微笑地看着每一天从身边愉快地划过。

人们往往是在关注自我的时候产生恐惧感。那么，点燃心中的圣火吧，让信仰战胜恐慌，让生活变得不再沉重。

●●•下面这些来信谈论的，与恐惧及恐惧症有关。

亲爱的露易丝：

　　我30岁出头，有美丽的太太和两个可爱的孩子，然而，我却总是被莫名的恐惧缠绕着。我担心我会有个孩子发育不全，大脑有问题；我一直害怕我的太太会离我而去，都担心她开车时会死于车祸，甚至害怕她会跌倒在浴缸里或者在家里出现一些怪事。我想你能否帮我克服这种恐惧。

　　我知道这种担心是多余的，但它们时常出现在我的头脑里。我的太太年轻貌美、充满活力，活到七八十岁一定没问题，但我就是不能停止这种担心。这些奇怪的念头就像刹车失灵的汽车，在我脑海中乱蹿。我需要你的帮助。

亲爱的朋友：

　　在你童年时是否有过什么不快的经历，曾让你感到恐惧？读你的来信就像在聆听一个孩子的呼喊。你现在的感受与你童年的经历有关，亲人离散或是父母离异曾在你幼小的心灵中留下深深的烙印，至今难以磨灭。值得庆幸的是，现在你能够说出你心中的感受，并积极寻求帮助。

　　我愿给你的建议是：首先去看一下心理医生，接受相应的心理治疗。另外，不要忘记对自己说：**我可以拥有美好的生活，她将永远与我相伴。**

亲爱的露易丝：

　　你写的《生命的重建》，对我帮助很大。书中提及的很多内容都好像是我的亲身经历一样，读完后，我大哭了一场。我找到了自身问题的症结，并且有信心使我的情况有所改善。

　　我好像患上了强迫症，每晚我都将我的闹钟检查10遍以上，以确定它能准确报时。所有的事我都要重复好几遍以确信万无一失，我看我是过于有条理了。

在"脱口秀"节目中，曾组织过对于我这种情况的讨论，但最终的办法还是建议我无休止地服用药物，效果却不明显，这种行为给我的生活造成了很多不便。也许，你会有什么好的建议。

亲爱的朋友：

你现在的状况与你的童年经历有关，或许因为你年轻的时候，父母对你管教很严，从不允许你犯错；或许因为你的父母在你童年时对你的惩罚过重；或许因为自己做了什么不应该的事，你从此陷入深深的自责，不能自拔。你童年的生活准则一定有些"与众不同"的地方。

把这些不一般的生活准则一条条写下来，并注上出自何人何处。这恐怕要花上你几天的时间。然后，逐条阅读，并不时地问问自己："这一条，我现在还需要遵守吗？"这个办法一定会对你有所帮助。

幼年时，你必须遵守家庭为你定下的规矩。如今，你已成年，可以建立自己的生活准则了。记住，戒律条规不是一成不变的。抛开那些陈年旧事，轻装前进吧!让自己从生活中学习，在学习中生活。试着原谅自己，宽容自己。

对自己说：**我就是我，我可以做到最好。** 这样默念至少1个月，看看是否会有奇迹发生。

亲爱的露易丝：

我今年27岁，生活一团乱麻。我和家人不和，经济拮据，和男友的关系也时好时坏。我感到不堪重负，时常莫名其妙地紧张、心慌，肠胃也不好，有时甚至会短时间地窒息，感到天旋地转。另外，我的身上还起了牛皮癣。我尝试过各种治疗方法，都不见效。我尝试了身心合一的治疗方法，但是不管用，害怕情况进一步恶化。

我多么希望能治好病，拥有健康、美满的生活啊!

我该怎么办？你有什么好的建议吗？为什么这些事都发生在我身上？我已经快崩溃了，求你帮帮我。

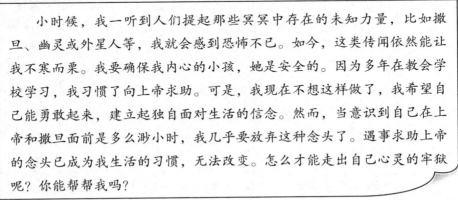

亲爱的朋友：

　　你被压抑得太久了。新的一周开始的时候，我建议你随身带一个记时器，把它定在每半小时响一次。每当它响的时候，你就停下手里的事情，慢慢地做3次深呼吸，然后，默默地对自己说："一切正常，一切正常，一切正常。"真诚地为你的健康祈祷吧，你像正常人一样，拥有足够的能量支持你到生命的最后一刻。当你的精神慢慢放松下来，你肉体的疾病，比如牛皮癣，也会减轻直至消失。

　　通往幸福之门的钥匙掌握在你的手中，因此，当烦恼再次袭来的时候，首先要学会控制自己的情绪，告诫自己不要紧张，让自己的精神和身体慢慢放松下来。你一定会以为：当你把所有的问题都解决了，你就轻松了。但事实并不是这样，你必须首先锻炼自己承受压力的能力，只有自己真正变得坚强了，无所畏惧了，你才会真正拥有轻松的感受。

　　对自己说：**告别过去，相信自己的能力，坦然面对生活。我很安全。**

亲爱的露易丝：

　　小时候，我一听到人们提起那些冥冥中存在的未知力量，比如撒旦、幽灵或外星人等，我就会感到恐怖不已。如今，这类传闻依然能让我不寒而栗。我要确保我内心的小孩，她是安全的。因为多年在教会学校学习，我习惯了向上帝求助。可是，我现在不想这样做了，我希望自己能勇敢起来，建立起独自面对生活的信念。然而，当意识到自己在上帝和撒旦面前是多么渺小时，我几乎要放弃这种念头了。遇事求助上帝的念头已成为我生活的习惯，无法改变。怎么才能走出自己心灵的牢狱呢？你能帮帮我吗？

亲爱的朋友：

　　我们的父辈似乎习惯了用恐吓的办法管教孩子，这真是糟透了。你一定是小时候被你的父母吓坏了，我也有同感。但是记住，这个世界上最强大的敌人就是自己。如果什么事情你认定了，就没有人能说服你、打败你，除非是你自己选择放弃。我建议你平心静气、集中意念，然后大声地喊出来：**我能照顾好自己，我有坚定的信念，我感到非常的安全。**用这种方法将自己的恐惧释放出来，这样坚持一段时间，你一定会充满自信，无所畏惧。

　　这对你是一种精神上的考验，撕开迷信的面纱，树立自己坚定的信念。有时候，上帝会成为某些人用于控制他人的一种工具。放弃那些曾经影响你的念头，去发掘自身的潜力吧。

亲爱的露易丝：

　　去年，我遭遇了两次被人入室抢劫。现在，一到晚上，我就心神不定，不敢一个人呆在家里，我患上了失眠症，只能靠不停地祈祷熬过漫漫长夜。

　　昨晚，我强迫自己呆在房间里，关好门，开始祈祷。我问上帝自己为什么会害怕。恍惚之间我好像得到了什么启示，这一切都和我小时候受到继父的骚扰有关。碰巧的是，最近电视台也总是播放有关童年性骚扰的采访报道，于是，我竟然开始对我的童年生活产生了质疑。我对童年生活的记忆是支离破碎的，在我的回忆中有七八年的童年生活甚至完全是空白的，这更加深了我的担忧。虽然如此，我宁愿相信在我的生活中从来没有发生过那样的事。

　　我现在无路可走，无处可逃，房间中的任何一点儿响动都会使我心惊肉跳。我怎么才能把那些愚蠢的想法赶出我的脑海呢？

亲爱的朋友：

你无须一人去承受这一切，找一位可以提供信心疗法的医生，接受一些心理治疗。你需要一个专业人员陪你度过这段特殊时期。另外，也可以参加一个有类似经历的人组成的社团，大家聊一聊，你会得到不少启发和安慰的，许多人都是因为加入了社团而走出了生活的阴影。不论怎样，你最需要做的是从关爱你自己开始。爱你就是爱上帝，你是上帝的创造物，上帝给了你拥有美好生活的权利。

在康复的过程中，请对自己说：**我要争取一切办法治愈自己，学会更爱自己。**

亲爱的露易丝：

你的《生命的重建》一书使我深受教益。15岁的时候，我被我的哥哥玷污了，我没有一天停止过对他的憎恨，而我也因此患上了严重的心理疾病。27岁的时候，我得了焦虑症，后来慢慢发展成恐惧症。我接受了两年的心理治疗，情况有些好转，但偶尔还会犯病。

你的书给我带来了光明，我按着你的要求去做，情况非常好。在书中，你提到要爱自己，关心自己，我都在努力去做。也许，你还有更好的建议？

亲爱的朋友：

恐惧症的一种起因是对自己的憎恨和厌恶，而这种自我厌恶只是自己的感觉。感觉是可以被改变的，要知道，态度决定生活。好的感觉使我们的生活充满阳光，而坏的感觉则只能使我们越来越消沉，使生活不再美丽。

记住，对于你来说，治愈创伤的方法就是更加关爱自己。打开心灵的窗户，让阳光照进来。爱并不需要原谅，这样说，不是为他人开脱，而是要更好地使自己得到释放，使自己尽快走出痛苦和愤怒的阴影。这样想了，你就会爱得更轻松，你会发现生活因此而改变。

给你的建议是，对自己说：**我相信自己，我相信生活，我被爱包围，一切顺利，如我所愿。**

亲爱的露易丝：

我在一个充满争吵的家庭中长大，这使我时常感到恐惧，而从小到大他们又总是说我疯疯癫癫，不知所云。渐渐地我开始相信父母的话，认为自己就是那样的，并开始放纵自己，而内心深处的我却非常害怕，我不知道这究竟是不是真实的我，我想我迷失了自己。

我渐渐找到了事情的症结所在——我童年时充满火药味儿的家。但我仍无法摆脱那个阴影对我的控制。你有什么建议吗？我现在已经忍受不了做一个"好女孩"了。我真是进退两难，好像活在一个无形的监狱里，忍受着心灵的煎熬。

亲爱的朋友：

你的当务之急是分清童年时父母眼中的你和真实的你。在争吵中，人们的言语往往是不加思考脱口而出的，因此，那种话的可信度很低。来吧，从现在开始树立这样的信念：他们说我的话都是不正确的。当你还是孩子的时候，你不可能意识到这一点，现在，你已经是个大人了，已经学会思考了。

多年来困扰你的是那个童年时有些疯癫的自己。原谅她吧，忘记她吧。当她再次出现在你脑海的时候，对自己说：**来吧，让我爱你，让我保护你。没有人能够再伤害到你。你既聪明又美丽，非常惹人喜欢。你是自由的。**反复地说，直到她终于以新的形象，再次出现在你的眼前。

　　相信你最终会成为一个心灵健康的人，而且终有一天，你会开始理解你的父母，并对他们心怀同情。

告别恐惧的宣言

我已做好准备向恐惧告别，因为我相信我将拥有平和的生活。
我不再猜疑未来，我接纳自己，并使自己的内心充满爱。
我将努力控制我愤怒的情绪，淡然面对生活的得失，
微笑着面对未来。
我不再墨守成规，我将积极面对未知的明天，
因为我才是自己生命的主宰。

第十三章

家庭关系

　　家中的每个人都沐浴在爱的光环下，不论生者或逝者。生命的意义在于创造和谐、美好的环境。我庆幸能够成为这个跨越时空、不计回报、互相关爱的家庭的一分子。

　　祖辈们竭尽全力做得最好，未出世的孩子也全力以赴准备迎接新的挑战。生命的价值在我面前越来越清晰，同昨天再见，向未来微笑。

我们心目中的家庭模式总是与生活的现实相距甚远，而我们总在自然不自然中将它归咎于父母、童年的影响以及生活环境的干扰。如果在一个充满斥责的家庭中长大，成年后，我们会变得很刻薄；如果在一个压抑情感的家庭中成长，我们就会变成一个羞于表达爱与欢喜，将愤怒深埋于心底的人；如果在一个很多规矩的家庭中成长，我们很有可能成为一个缩手缩脚、怯于表达、过于谦卑的人。

在成长的过程中，我们被这些先入为主的习惯束缚着，甚至失去了自我。我们一定要认识到，自己能够也必须走出家庭环境的桎梏，否则，就将永远背负着过去艰难前行。尝试着超越过去的生活和周围的人群吧，你会发现，尽管对他们的一切依然熟悉且不能割舍，然而你却已走出了过去的阴影。让那些伤心的往事付诸东流吧，让我们停止那些无休止的伤痛、愤怒和自责吧，因为它们只能使我们永远活在心灵的牢狱中，它们只会使我们失去积极、自信的生活权利。

接受自己的前提是学会接受他人。我们总希望父母能接纳我们的一切，而我们却从没有试着站在他们的角度考虑问题。学会接受，我们才能具备随遇而安的本领，我们只能给自己制定生活的准则，我们没有权利要求别人怎么做，那是狂妄自大者的喜好。在生活中我们只要不断地自我矫正、自我接受，就能轻而易举地甩掉那些束缚我们前进的积习。在充满关爱的环境中，我们更容易这样做。我们要学会爱别人，学会宽恕，就要首先从爱自己、原谅自己开始。

●●●下面这些来信谈论的，与家庭关系有关。

亲爱的露易丝：

　　我的问题来自我的妈妈——一个飞扬跋扈、控制欲极强的女人。我深深懂得妈妈的艰辛：在我5岁时她患了脊髓灰质炎；1年后，爸爸离开了她，和别的女人走了。只要和她在一起，我就压抑得喘不过气来。我告诉过妈妈，我感谢她把全部的爱和关注都给了我们，我感谢她在艰难的环境中为我们所做的一切。可是，我也不得不告诉她，她不能再像从前那样占据我的全部生活了，我需要属于我自己的生活。

　　我花了许多年才逐渐摆脱妈妈以及其他一些人的影响，比如我前夫的控制。露易丝，我该如何与妈妈相处呢？妈妈已年近80岁，生命之光正渐渐熄灭。我真的希望能和妈妈有些亲密接触。然而，在我心底深处却深深排斥着这个念头。我期待着你的建议。

亲爱的朋友：

　　当老人开始抱怨孩子们不再像以前那样依赖他们的时候，他们忘记了自己正是造成这个局面的原因。当家长们喋喋不休地要求他们的孩子"别这么说，不要这样做，这样想不好"的时候，代沟已慢慢形成。如果孩子成年以后，家长仍试图与孩子保持控制与被控制的关系，这无疑会使本来就紧张的关系雪上加霜。

　　你妈妈选择的生活方式与你无关，你只需要对你自己的选择负责。被一个喜欢发号施令的母亲带大，与你后来选择了一个有同样特征的丈夫不无关系。应该向你表示祝贺，你最终鼓起勇气选择了离开。我想你不大可能再和你的妈妈有多么亲密的关系了。这不是你的错。你无须自责。

　　我知道，你希望妈妈能接受你而不是改造你，那么，试着站在她的角度考虑一下，试着去接受她而不是埋怨她。如果像大多数喜欢发号施令的人那样，你的妈妈总是唠叨个不停，把她的话记下来，编上号，然后，当她旧习难改的时候，试着换一种处理方式。毕竟你已经长大了，不再是个5岁的小娃娃了。你可以自我调侃：好了，她现在唠叨的是第七条；天哪，这次她居然把第六条和第四条混在了一起。这样，当你用一种全新的视角去看待这个问题的时候，你也许会有一些新的发现。

给你的建议是，告诉自己：**我和妈妈的关系和谐而融洽。**每天一次，坚持半年，看看有什么奇迹发生！

亲爱的露易丝：

我尽一切努力试图处理好婆媳关系。我的孙子病逝了，这对我的儿子和儿媳的打击是致命的。对我也一样，我非常爱他们。

我的儿媳希望我能用拥抱的方式来表达爱和关怀，她埋怨我过于冷淡，我真不知道该怎么办！我小时候，世界不像现在这样开放，但问题是，我也不明白我为什么会羞于向我的孩子们表达爱意。记得他们小的时候，我总是拥抱亲吻他们。现在，他们长大了，我却羞于那样做了，这真让我烦恼，我该怎么办？我需要你的帮助。

亲爱的朋友：

首先，我认为你并没有做错什么，上帝创造了你，你就有爱与被爱的权利。

从你的信中我感觉到你是个含蓄的人，说一声"我爱你"对你来说比拥抱和亲吻更容易些。这也许与你小时候所处的环境有关。恐怕，在你小的时候，家长并不是通过拥抱亲吻的方式来表达对孩子的爱，渐渐地，这种念头就在孩子们的心中变得根深蒂固起来，孩子们开始对这种行为变得不自然。为了能成为大人心目中的好孩子，他们努力不再与别人有身体上的接触。显然，你已不再是个孩子，难道你依然把用身体上的接触来表达感情看作评判一个人的标准吗？

另外，你可以和你的儿媳交流一下：我们对爱的感受多种多样——有人喜欢被拥抱、被触摸的感觉；有人需要亲耳听到"我爱你"3个字；有人则比较看重物质上的表达，比如送一束花，一块巧克力。即使在最亲密的人之间，也会因表达爱的方式不同而闹别扭，但是，本着尊重、理解的原则，人们可以真诚地传递爱、接受爱。

这一次，我相信，你的儿媳会意识到对你的要求过于苛刻了，那是因为失去儿子的痛苦造成的。我为她祝福，并希望你能继续关心她。

对自己说：**我心中充满了爱，我可以自由地表达。**

亲爱的露易丝：

我今年35岁，7年前离开父母开始独立生活。如今，每当我回到父母家，就感觉好像又回到了幸福的童年，变成了一个无忧无虑的小孩子。和父母在一起，我简直无法想象自己怎样付房租，怎样每天去上班。现在，我竟然害怕回到自己的家，对父母的依恋使我开始怀疑自己的能力和价值了。

当然，真的回到自己家后，一切又都恢复正常了。问题是，一方面我担心这种依赖；另一方面，我觉得父母年纪越来越大，自己应该多花时间陪陪他们。有什么办法可以帮我解决这个矛盾吗？

亲爱的朋友：

困扰你的问题是：你还没有学会如何成为一名真正的成年人。你和你的父母共同居住了很长时间，虽然现在独立生活，但你的心底仍然眷恋着那段被父母照顾、无忧无虑的童年生活。因此，当你又回到充满童年记忆的家时，你的这种感受就会越来越强烈。

但是，不要忘记，你已经羽翼丰满，具备独立生活的能力了。因此，你也同样具备作为一个成年人回家探望父母的能力。克服那些忧虑和紧张，把它们变成对父母的关爱和孝敬。

告诉自己：**我已成年，我能够照顾好自己，而且懂得如何与父母分享我心中的爱。**

亲爱的露易丝：

　　我和妹妹住在不同的城市，但我们一直保持着联系。当我的生活出现问题的时候，我总是给妹妹打电话，征询她的意见。妹妹至今独身，有一份好工作，而我则离了婚，一人带着4个孩子艰难生活。最近，我发现越来越难管教我的儿子了，于是我给妹妹打了电话，她给了我很多建议。

　　前两天，当我再次给她打电话，打算和她探讨一下如何管教儿子的问题时，她打断了我的话，并告诉我她再也不想听到任何有关孩子的事了。她还说过我教育孩子的态度太消极，特别是对我的儿子。她说，除非我能改变这种态度，否则就不要再为这事打电话了。

　　她这样说伤了我的心，我不想失去对妹妹的这份感情，可是她没有带过孩子，可能不会懂得做母亲的心情。我该怎么办呢？

亲爱的朋友：

　　下次给你妹妹打电话的时候，为什么不试着说一些愉快的事呢？告诉你妹妹你是多么爱她，多么感激她曾经给与你的帮助和支持。如果必须要提及孩子，就说说他们可爱的一面。我想，你的妹妹只是对你的抱怨感到有些厌烦了，与其彼此伤害，不如试着换一种方式来改善一下紧张的姐妹关系。

　　你经常告诉你的孩子你很爱他吗？在生活中，你是经常表扬他，还是经常批评他呢？我理解你的艰难，一个人拉扯4个孩子，一定是经常手忙脚乱，晕头转向。然而，是不是因此我们就可以忽略孩子们在走向成年的路上所遇到的困惑呢？在这个特殊时期，他们最需要的是爱与鼓励。我坚信，你可以用你的爱去改造你的孩子。告诉他你爱他，也理解他的难处。

　　对自己说：**孩子们是我快乐的源泉，是我的福气。我爱他们。**

亲爱的露易丝:

我今年38岁,来自一个有缺陷的家庭。在我的家庭里,孩子们经常受到情感和肉体上的虐待,而这竟然像家规一样代代相传。经过多年的自我调节,我已经走出了由于家庭影响而造成的情绪消沉、失落、体弱多病的阴影,它们几乎把我打垮了。

现在的问题是:虽然我已经是个身心都很健康的人了,但是再度与家人相处仍会使我痛苦不已。我从来没听他们讨论过任何积极的话题,而且他们依然试图影响我。我一点都不爱他们,可是血脉相承的亲情使我不可能摆脱与他们的关系。有时我真的希望他们死掉算了,这样,我就可以解脱了。我这样想是不是很糟?与他们相处的时候怎样才能保持积极的态度呢?尤其是当他们喋喋不休地说一些坏消息或生活中消极面时。

亲爱的朋友:

当你还是个孩子的时候,你无法选择家庭。现在,你已经38岁了,而且成功地走出了生活的阴影,为什么还要忍受他们的干扰呢?你不需要改变他们。你只需要爱你自己,抚慰你受伤的心灵。你不需要用他们的死亡获得解脱,你只要心怀对他们的同情安静地走开。接受他们的生活态度,或者继续他们的生活方式,都不等于你在爱他们。

你的生活不需要别人的干预,就像你也无权干涉他们的生活一样,事情就是这么简单。走你自己的路吧,抛开过去,不断地学习,你对生活就会有新的领悟。为你的家庭祝福吧,放开手,让他们选择自己想要的生活。

对自己说:**我怀着爱走出家庭的影响。我自由地感受着幸福,因为这是我生命的意义。**

亲爱的露易丝：

我妹妹患有肥胖症和糖尿病，每周要做两次透析。医生禁止她吃糖，可是，她却对她的身体状态熟视无睹，不按时注射胰岛素，也不遵从医嘱，经常吃甜食。她饮食没有节制，不注意休息，简直是在慢性自杀。我不明白，她有爱她的丈夫和可爱的孩子，为什么她不爱惜自己的身体呢？我能怎样帮助她呢？

亲爱的朋友：

眼看自己爱的人生活得一塌糊涂，是一件多么痛苦的事。但是，每个人都有选择生活的权利，我们没有权利指责别人的生活方式。每个人都从自己选择的生活中接受教训，你的妹妹也一样。古语说得好，学生准备好了，老师自然就会出现。你的妹妹将跟随生活的老师学习。

因此，爱她吧，尊重她的选择。

请你告诉自己：**我们家的每个成员都快乐而健康地活着，包括我的妹妹。我眼前的世界和谐而美好。我们有权相信我们的每一个选择都是为了能生活得更好。**

亲爱的露易丝：

我的心中充满了嫉妒和气愤。从儿时起，我的父母就总是偏向我的两个哥哥和一个妹妹，即使现在，我们都成年了，情况依然如此。我认为在我的有生之年我的父母不会有所改变，这种明显的不平等使我们的家庭关系格外紧张。

我渴望自己能从这种嫉妒和气愤的心情中解脱出来，我幻想着有一天我的家庭能够充满平等的爱与关怀。

告诉我，我该怎么办呢？

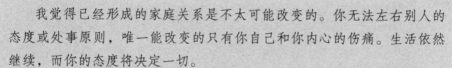

亲爱的朋友：

　　我觉得已经形成的家庭关系是不太可能改变的。你无法左右别人的态度或处事原则，唯一能改变的只有你自己和你内心的伤痛。生活依然继续，而你的态度将决定一切。

　　你降生在这个家庭是上帝的安排，你别无选择，但是，从这个家庭中学到什么就是你自己的事了。我认为，我们为家庭而活，但更应该学会努力超越家庭的束缚，你的那些嫉妒、气愤以及不被重视的感觉只能伤害你自己。我们每个人都会在生活中面对这样或那样的精神困境，甩掉那些自我的评判标准吧，生活中并没有绝对的对与错，况且这一切你都无力改变。想想父母曾经给过你的爱和关怀，为他们祝福吧。至于你感情上的空白，则可以试着通过和你周围的朋友建立平等、强烈的爱而实现。

　　每天心怀感激地对自己说：**我是上帝的宠儿，我爱自己，我爱生活。就让今天成为你快乐生活的开始吧！**

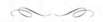

第十三章　家　庭　关　系

创造和谐的家庭关系的宣言

我心怀爱意为我的家庭祝福。

我平心静气地接受他人的生活方式。

我把命运紧握在自己手中。

我爱别人，也被爱深深包围。

我不畏惧生活的变迁。

我淡然面对家庭中旧的积习，为自己的今天创造和谐与美好。

我理解，我接受，我原谅，我爱我的家人，也深深被爱包围。

第十四章

家庭暴力

过去已不能左右我的生活，皆因我向往新事物，皆因我乐于改变。我把过去看作是一种必然的经历，而正是这种经历使我成为现在的我。

我愿意从现在开始，重新梳理自己的内心世界。

这是我自己的世界，所以从哪里开始并不重要。那么，就从这些最小最好整理的房间开始吧，这是个立竿见影的好法子。我把所有装满旧时的伤害和自以为是的、狭隘的房门一扇扇地关上。我设想在眼前呈现出一条溪流，将那些陈旧的、伤心的往事统统倾泻在流水中，看着它们随波而去，消散了，消失了。

我懂得该如何放手。

我自由了，从头再来。

我们当中很多人来自不和谐的家庭环境，使得我们对自己和所处的生活圈子背负太多的消极感受。也许我们的童年充满了被凌辱和虐待的经历，或许这种经历在我们成年后的生活中还在继续。如果过早地懂得了什么是恐惧和暴力，我们往往会在成长的过程中不断复制这种体验，会用非常刻薄的态度对待自己，以显示我们的生活缺少爱意和柔情，从而证明我们生性卑劣，理应受到虐待。

这时，我们需要意识到自己拥有改变这一切的能力。迄今为止，我们在生活中所经历的所有事件，皆产生于曾经的想法和信念。我们不应该沉浸在对屈辱往事的回忆中，要认识到所有的经历都使我们的生命变得丰富而充实。正是这种生命的丰富和充实，我们才可以走到今天。即使以前没有做得更好，我们也没有任何理由妄自菲薄。我们尽其所能走过了昨天，不止一次挣脱险境。因此，我们终于可以心怀爱意对过去的一切感到释然，并对自己达到新的境界充满感激。

历史仅仅存在于我们的内心，而且只以我们选择看待的面貌出现。我们只在此刻生活着，只在此刻感受着，只在此刻经历着。我们此刻所做的一切正在为明天奠定基础，所以，就让我们在此刻作出决定吧。这件事不可能留到明天做，也不可能在昨天完成，而只能是今天。对于我们来说，最重要的是选择现在如何思考，如何信仰，如何交流。

在我们学着爱自己和坚守信仰的过程中，我们也将成为一个博爱世界的创造者，我们对自己的热爱使我们从弱者变为强者，我们对自己的热爱将为我们带来充满惊叹的生活。

●●● 下面这些来信谈论的，与家庭暴力有关。

亲爱的露易丝：

我的父亲是个酒鬼，我也因此而受够了精神和肉体上的折磨。我16岁的时候怀孕了，那个男孩对我非常不好，他的家人也一样。他们把我送到了一个专门收容未婚母亲的地方，那里简直是个监狱。

我觉得自己的身心在那个监狱里毁掉了。也许是因为我不得不为自己的去向而对家人和朋友不停地撒谎，也许是因为那种被所有人遗弃的感觉让我难以承受，也许是因为我觉得像个懦夫一样没脸抱着自己的孩子走出那个地方，不管是什么原因，我感到再也无法直视别人的眼睛。为了消除这种痛苦，我曾经求助过很多心理医生，但都无济于事，直到我读了你写的那本书——《生命的重建》。

我刚刚开始按照你主张的方式治疗我的内心。虽然我的生活依然充满了痛苦，但是我把那些话写在了卡片上，并试着那样去做。我知道我有过太多痛苦的经历，但这是一个很难打破的循环。由于以前生活中巨大的压力，我已经开始脱发了，这使我非常苦恼，我尝试了很多你主张的办法，但是我受到的阻力和压力依然很大。

露易丝，我第一次意识到应该改变自己的思维方式，我再也不想过从前那样的生活了。

第十四章 家庭暴力

亲爱的朋友：

我们当中的很多人由于童年时得不到关爱（比如我本人），长大后形成了对生活的消极态度。我们经常会害怕自我感觉良好，仅仅因为这对我们来说太陌生了。我知道的一些人由于受到过欺负或虐待而经常怀有莫名的愤怒和厌恶感，他们几乎没有自尊，从来不觉得自己"好"，所以，他们做过的很多事情根本就缺少或没有"所谓"的原因。

现在是宽恕你自己的时候了。宇宙中最高的智慧，我们的造物主已经宽恕了你，现在该你宽恕你自己了。在神的眼里，我们都是同样高贵的人类。你可以选择立即停止惩罚自己，或者选择继续做一个懦夫。对自己说：**我将放下生活中所有消极的往事。我理应拥有平静的心灵和健**

康的生活。我会在每一天为自己创造充满爱的经历。每当你感到痛苦和内疚时，告诉自己：**"我放弃这些。"**同时，你还要对自己说：**"此时此刻的我正在痊愈。"**

有时候你可能还会觉得不敢看别人的眼睛，觉得无法爱自己，觉得自己是个坏人，觉得在别人眼里自己不受欢迎，或者自己没有得到应有的承认。每当这样的时候，请对自己说上面的宣言，我相信你会立即感到它们对你自尊心产生的巨大影响。

亲爱的露易丝：

　　我和妹妹小时候经常受到父母的折磨和冷落，我很小的时候就拒绝把自己的父母作为生活的榜样，我宁愿从别人的家庭中寻找帮助和指引。但是，那些经历总是缠绕着我。我最近做了很多关于我母亲的噩梦，比以往任何时候都多。我感觉内心深处涌动无数的情感痛苦，随时会渗出，或许某一天内心堤岸崩塌，我将被淹没在痛苦之中。

　　我是否应该告诉父母我不愿再见到他们了？我没有任何伤害他们的意思，但我希望自己的眼睛里永远都不再有他们的阴影，我想彻底摆脱这种痛苦。

亲爱的朋友：

　　从目前来看，暂时远离你的父母是一个很好的办法。任何父母如果对自己的孩子犯下如此不可饶恕的错误，结果都只能是被儿女抛弃。你现在不是要治愈他们，而是治愈你自己，你可以时不时给他们写一些留言。

　　开始你自己的治疗，给你的父母写一封信，在信中倾诉所有那些压抑在心灵最深处的感受，并这样来结尾：**"现在该是我给自己疗伤、学着爱自己的时候了。"**然后烧掉这封信，让自己看到一切的怨恨和伤害正在随着那明亮的火苗化为灰烬，永远消失。

但是，仅仅这样做是不够的。一定要与执业医师联系，你的身边到处都是援助之手，只要你愿意向世界伸出你的手，你会发现帮助早已等候在你身边。告诉自己：**我愿意接受治疗。我愿意宽恕。**

亲爱的露易丝：

　　我真希望你能帮助我！我丈夫对我非常粗暴，不仅是身体上的，还有精神上的。他把我像个奴隶似地呼来唤去，经常提出不可理喻的要求。他已经被诊断出患有癌症，正在接受化疗。我女儿刚刚戒掉毒品，还在努力回到正轨，但她的精神状态非常不好。同时我还照顾在教会学校上学的小孙子。我害怕光是经济上的压力已经让我喘不过气来了。

　　我感觉自己被压垮了。我该怎么解决这一切呢？请帮帮我！

亲爱的朋友：

　　你当然是被压垮了！看在上帝份上，放下一切，给自己放个假吧！找回你生活中最重要的东西，离开所有这一切。这是你自己的生活，如果没有你的同意，无论谁都不能怠慢你或利用你。你曾经拥有的对自己的爱到哪里去了呢？

　　所有积极主动的变化都是一种挑战，都是人们有意而为之。我的经历和你很相似，还是孩子的时候，我就被教导要谦卑地面对男人，和男人说话的时候要保持两步的距离，并且要抬头仰视他们以便向他们请教："我该想些什么？我该做些什么？"这样的教育曾一度让我理所当然地认为男人理应凌驾于我们女人之上。许多年以后我才认识到，对于女人来说这是多么荒谬。于是我开始慢慢地重新建立自己的信念，开始改变自己意识深处的那些东西，我开始重新获得自尊。当我这样努力了以后，我的世界真的变了。

　　你的生活同样也能改变。告诉自己：**我要从此为自己建造一个爱的内心世界。**

亲爱的露易丝:

在我52年来精心装扮出的微笑后面，是一个被封闭和深埋了的漂亮孩子。即便已经接受了整整3年的心理治疗，她还是拒绝让别人见到她真正的容貌。

我曾经有一些年成了生父乱伦的受害者，这种经历把我推上了自责甚至自我毁灭的道路。我不知道何时才是尽头。我的心理医生所能做的只是告诉我，除非接触事情的本质，否则我将永远无法治愈自己。迄今为止，我的治疗工作毫无进展，我心里乱极了，现实生活也同样地乱成一团，因为我失业了，我无法继续负担心理治疗的费用。你能帮我找到真正的自己吗?

亲爱的朋友:

在你的痛苦深处是一种更深的不愿宽恕的固执。我能了解你的童年生活会是多么艰难，但真正让你否定自己的是对那些痛苦的无法释怀。通往内心世界的门只能用心灵开启，只有从心底放弃从前的一切，你才能体验到对自己的爱。你是个坚强的人，你如此强烈抵触你的心理医生就证明了这一点。你的父亲玷污了童年的你，而你内心却正在继续这种暴行。

经过3年的心理治疗后，你应该很清楚那是怎么一回事了。是时候了，用你所学到的练习和知识来治愈你内心的小孩。心理医生只能找到治疗的办法，只有病人自己才能完成真正的治疗。不妨试着这样宣言:**我愿意宽恕并获得自由。**你需要在1个月内每天对自己说上50遍。你有这样的能力，你能够治愈自己，开始吧。

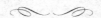

亲爱的露易丝：

我格外喜欢你的这段话："我知道所有事情的来临都有必然的理由和特定的时间。我珍惜生命中遇到的每一次挑战。一切都好。"我丈夫是个酒鬼，经常对我拳脚相加。露易丝，请告诉我该如何按照你说的话去做。我真想告诉自己"一切都好"，但是我办不到。我今年69岁，我丈夫77岁。

亲爱的朋友：

我要对你说的是，你不应该让任何人欺负你。多少年来女人忍受着男人的欺辱，都是因为我们认为自己是二等公民，是男人的附属品。我曾经受到的教育使我一度认为男人天生拥有这么做的权力，但是我改变了，当我树立了自尊之后，那些粗暴的男人在我眼里永远失去了吸引力。现在是所有女人找到自身价值并建立自尊的时候了。一旦我们做到了，我们将再也不会容忍任何人的欺负和侮辱。

迎接生命中的挑战还意味着努力摆脱无助的环境。走出你的房子！你并不老。我今年71岁了，我觉得还没到中年呢。对我来说，中年要从75岁才开始，你的面前还有很长一段生活之路等着你去走呢。几乎每个城市都有女性救助中心，他们会为你提供帮助的。你应该学会好好照顾自己。

记住，"今天是你新生活的第一天"。好好度过今天吧，这对你们两个人都有好处。告诉自己：**我理应得到关爱和保护，我要照顾好自己。**

战胜家庭暴力的宣言

我放下曾经的一切，时间会治愈我的整个身心。

我原谅别人，原谅自己，因此我能自由地去爱，去享受生活。

现在，我要在心里重新孕育自己的童年，并给予那个孩子最深的爱。

我有权拥有自己的边界，理应受到人们的尊重。

我是一个有价值的人。

我总是能够得到别人的尊重。

我不需要责备什么人，包括我自己。

我接受生活中最美的事物，因为我有权拥有它们。

我要摆脱旧日的伤痛。

我将抛弃所有消极的念头，只去关注自己的精彩。

第十五章

上　瘾

　　对任何身外之物的严重依赖都是上瘾。我可能会对毒品和酒精上瘾，对性和烟草上瘾；我还可能对责怪他人上瘾，可能会沉迷于生病或举债的状态，可能会甘愿受人欺侮或被人鄙视。然而，我能够走出这一切。上瘾的本质是否定自己的力量而委身于外在的事物或习惯。我能够随时找回自己的力量，就在此时此刻！我选择了这样一种积极的习惯，它让我时刻认识到生活是属于我自己的，我愿意原谅自己，继续我的生活。我曾经一贯拥有的那种不息的精神力量，现在依然存在于我的血液中。于是，我放松自己的身心，抛开往事，做好所有准备迎接属于我的生活。

　　现在，我要深深地吸一口气……

上瘾是我们掩饰恐惧的一种主要方式，它压抑我们的感觉，让我们变得麻木。除了沉迷于化学品的刺激外，生活中还有很多其他的上瘾方式，有一种方式被我称之为行为模式上瘾。当我们不愿面对现实或不满现状时，我们会选择一种特定的行为方式，从而将自己隔绝在现实之外。有些人会对某些食物上瘾，有些人则对化学品上瘾。酗酒者对酒精的迷醉可能是通过遗传得到的，但更多上瘾行为是个人后天养成的，比如有些人经常让自己处于生病状态。如果有些人被认为是天生的瘾君子，他们往往只是在童年接受了自己父母掩饰恐惧的方式而已。

我们当中的另外一些人可能会对某种情绪上瘾，比如，我们乐此不疲地挑剔别人。无论发生了什么，我们总能找到指责别人的理由，"这是他们的错。那都是他们干的。"

还有相当多的人会沉溺于让自己债台高筑。这和他们拥有多少财富没有关系，不管有多少钱，这些人总会尝试一切办法去欠别人的债。

有些人情愿被他人拒绝，无论走到哪里，他们都能迅速被别人排斥在外。然而，来自外部的拒绝恰恰反映了他们对自己的拒绝。如果一个人不自我拒绝，别人也不能够拒绝他，至少，别人的拒绝对他来说不再重要。

也有不少人似乎摆脱不了让自己生病的念头，他们会时不时地得一些病或者担心自己得这样那样的病，这些人简直就像是"月月生病"俱乐部的会员。

假如你真的想对什么事情上瘾的话，何不迷恋于对你自己的爱呢？你永远都可以对自己说一些赞美的话或者做些什么来支持自己。

人们上瘾的时候往往是不知道该如何关爱自己的时候。我们害怕认真地思考自己，相反我们宁可上瘾也不去发现自我。一旦我们能够主动地改变对自己的想法，我们就学会了珍爱自己，就会发现我们内心中的能量，而不用再像从前那样逃避现实了。

●●● 下面这些来信谈论的，与上瘾有关。

亲爱的露易丝：

　　我今年46岁，烟龄已经30多年了。我很想知道你对这件事的看法。现在，似乎全世界的人都在反对吸烟，尤其在加利福尼亚，这让我的日子非常难熬。到处都可以看到烟民们被排挤到室外吸烟，有些人甚至觉得我们在室外也不应该吸烟。

　　9年前我曾经成功地摆脱毒品和酒精的控制，这是我人生中的巨大转折，现在，我一想起这件事就觉得非常骄傲。但是我非常享受吸烟带给我的快乐，我知道这是因为我曾戒毒、戒酒成功，因而没有把吸烟放在眼里的结果。

　　我承认自己害怕戒烟带来的心理上的痛苦，毕竟，这个习惯已经伴随我30多年，在我的生活中根深蒂固了。不吸烟的人肯定不会对此有什么概念，他们会认为戒烟就像上嘴唇碰下嘴唇那么简单。

　　我真正想要的，不过是在不影响健康的情况下做个快乐的小烟民，能够吐着烟圈聊度余生。我想让那些不吸烟的人到别处转转，关心点儿更有意义的事情。当我什么时候决定戒烟的话，我希望那个过程不要太痛苦。

亲爱的朋友：

　　首先要告诉你的是，我本人也曾有过多年的吸烟史。我15岁的时候开始吸烟，因为我想这样能使自己看起来很叛逆，很成熟。我用了很长的时间才把烟戒掉。吸烟的人往往意识不到自己的气味就像一个大烟灰缸，所以，有一段时间我上班前的第一件事就是走到寓所的大厅里，拿起一只烟灰缸使劲地闻一下，让自己明白别人对自己的感受。幸运的是，我后来到了一间小工场工作，那里没有一个人吸烟，我也只好不吸。我回到家里仅吸了半支烟就觉得非常恶心，于是，我满怀感激地上床睡觉，从此再也没动过吸烟的念头。

　　我想你戒毒和戒酒的过程肯定很艰苦，但是你成功地挺过来了，因此，如果你决定戒烟，一定还会成功，只是你要自己作出这个决定。你

第十五章　上　瘾

会找到一个适当的时机作出这个决定，或者，你也可以在自己的后半生选择继续做一个烟民。当戒烟完全是你个人事情的时候，我不认为你的决定有什么对错之分。这是你自己的生活，我没有权力告诉你该做什么或不该做什么。不过，不吸烟的人知道被动吸烟有害健康，他们肯定不愿自己处在这样的环境中。

让我们一起说出来：只要你愿意，戒烟对于你将易如反掌。生活中没有什么是不可改变的。香烟在某个时刻进入你的生活，也会在某个时刻走出你的生活。毫无疑问，你能做到。这条宣言对你会非常有用："我平静地面对生活和他人，一切安好。"

亲爱的露易丝：

我今年37岁，是个肥胖症患者。很久以来我一直遭受着一大串强迫行为习惯的痛苦，我好像迷路了一样，完全不知道该走向哪里。最近，我正在一家医院里接受暴食症的治疗。医生们为我设计了一项12个疗程的治疗计划，可是我非常沮丧，我不知道他们到底要让我干什么。在这以前我也尝试过不少减肥计划，但是没有一个能够成功。

我只知道自己的内心受到了深深的伤害，我想把所有这些强迫性行为交还给上帝，但是经过了困顿迷茫后，认识到必须对自己的生活负责。我想改变这一切，但是我害怕失败。

亲爱的朋友：

我能感受到你对自己的失望。暴食症通常是和自我憎恨联系在一起的，这是一种自暴自弃，完全否定自身价值的做法，患有这种疾病的人往往觉得别人不会喜欢他们现在这个样子。

尽管我知道这对你会非常艰难，我还是要说："你必须忘记节食，忘记减肥，不要再去关注别人会怎么看你。"因为所有这些做法，最终都只能让你形成一种自我拒绝的心理状态。你应该照着镜子不停地重复这句话："我爱你，我真地爱你。"你最了解内心深处的你是怎样一种美丽神圣的存在，她和你的体重没有任何关系。

你说你曾经尝试过很多的治疗计划，但都没能成功。相信我，这项12个疗程的治疗计划很适合你，因此你根本没必要担心。按照医生的要求去做，持之以恒，否则什么计划也无济于事。另外，当你离开医院的时候，你是否能呈现出你渴望的那种生命状态？你是否愿意一个人安静地坐下来认真地思考？你是否能经常地练习，积极地鼓励自己呢？告诉自己：**"我接受给予自己的爱，我正享受着成为我自己的喜悦。"**

我知道你一直渴望着一种奇迹般的治疗方法，我更相信：除非你愿意承认只有你自己才能解决所有困难，否则你将永远找不到这样的方法。现在，你应该开始在镜子前重新认识自己了。一旦你学会真正地欣赏自己，你将发现到处都能找到这样的奇迹。

亲爱的露易丝：

我今年22岁。在我小时候，我曾遭受过性暴力，身体、心理和情感上都蒙受了巨大的创伤。我觉得我已经发泄完了对于那个伤害我的男人的愤怒，然而事实是，我自己还在让那种暴行继续着，因为我无法让自己的性生活回到正常的轨道上来。

这正是我给你写信的原因，我发现自己已经对这种不正常的性行为上瘾了，我着魔似地和一个又一个男人上床，但是我没得到一点乐趣。10多年以来，我无时无刻不在希望自己能停止这么做，但是我觉得自己力不从心，无法罢手。

亲爱的朋友：

　　你能够主动向别人伸出手来寻求帮助，这太了不起了。你只有寻找了才会得到。

　　一定要珍惜自己，同时你还应该知道，任何消极的行为方式都能通过你的主动努力而得到转变。你和所有人一样可爱，一样值得被尊重。考虑到艾滋病的危险，我尤其希望你能非常注意自己和他人的健康。这句宣言能帮你治愈自己的心灵：**"我生命中的每一个部分都得到了拯救。"**

亲爱的露易丝：

　　我的童年生活非常艰难，简单来讲，因为我的父母嗜酒成性。我不知道自己将来会成为什么性格的人——醉后愚蠢可笑，或者暴躁可怕。不用说，我几乎从不把朋友带到家里玩。

　　我18岁的时候决然离开了他们，离开了那个酒气熏天的家。我的父母从那时开始控制喝酒，主动参加一些心理咨询和互助活动，并享受了10多年的平静生活。那段时间我和父母的关系非常融洽，我们从来没有走得那么近，我也是在这段时间里认识了他们美好、善良的一面。

　　但是，我又有麻烦了，不知什么原因，他们突然又酗酒了。虽然我知道他们可以有自己的生活方式，我无权对他们干涉过多，我还是希望自己能够为他们做些什么，或对他们说些什么，因为我不愿看到他们陷入酗酒的世界里。你能给我一些启发吗？

亲爱的朋友：

　　我知道你是多么地失望，但我更高兴你意识到这不是你的问题。我们总是把自认为最好的东西献给父母，而我们却不善于把这个问题放到更广的视野里看待。我们很难在生活中每时每刻都领悟到一个人在灵魂深处真正渴望什么样的生活经历，但是，我们知道所有的经历都是有价值的。你父母正在经历的一切对于你父母而言有独特的价值。我们的父母是我们最了不起的老师，而有些时候他们教会我们的是"不该这么做"。你曾有过10多年的时间与父母融洽相处，你应该为此感到高兴，并且永远记住它。爱你的父母吧，你还应该相信他们拥有足够的智慧去把握生活，照顾自己。

善待自己，善待自己内心的小孩，对自己说："**我能平和地面对生活中的一切。**"

亲爱的露易丝：

我和丈夫结婚已经3年了。20年前他从大学刚毕业时就养成了每天晚上吸大麻的习惯。虽然一开始我就意识到他对大麻有点上瘾，但那时没有太在意，我甚至能理解他忙碌一天后需要放松一下。他有一份很好的工作，也从来不对我动粗，但是现在，这件事开始越来越让我头疼了。

我觉得大麻会抑制情感——它会阻止人们真正地去感受生活。每当有不顺利的事情发生时，我丈夫总是去吸上一斗大麻，麻木自己的思想，而从不让自己体验真实的感受。我确信这影响了我们的爱情生活，也阻碍了我们交流的深入。但是，当我有一次向他正式提出戒烟要求的时候，他却回答我说："你一开始遇到我的时候就知道我是什么样的人了，我从没改变过，也不会改变。我想是你应该作出选择，要么容忍，要么分手。"

我的困境是：让他就这么吸下去，还是努力使他意识到自己已经变成了瘾君子？

亲爱的朋友：

我们无法改变他人——无论我们对于自己给别人带来幸福的能力多么自信！你的丈夫从未在你面前隐藏过什么，而你也是从嫁给他的时候就已知道他是个什么样的人了。当你坚持要让他戒烟的时候，你只能增加他的抵触情绪，你越是坚持，就越可能毁掉你们的婚姻，难道你愿意看到这样的结局吗？比起试着改变你的丈夫来说，我宁可建议你调整自己的状态。

最重要地莫过于让自己感觉好一些，而你的想法恰恰是让自己快乐起来的关键。你可以在内心深处准确地描述出自己期待的婚姻状态，需要注意的是，你的描述只能是肯定句，而不能是否定句。你只能说出你真正想要的事物，而不是你不想要的事物（比如，它不能是"我不想让我的丈夫吸烟"，而应该是"我想让两个人在婚姻生活中都能舒适随意"）。梳理一下自己的思想，找到那些能让自己感觉好起来的事物，找到那些让自己对婚姻充满感激的事物。善待自己，学会欣赏生活。敞开心扉，让世界上的快乐充满你的内心。坚定地告诉自己："**我有美好的婚姻生活，我们拥有同样的快乐和自由。**"

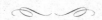

便笺

练习：列出你的秘密上瘾行为

- -

- -

- -

- -

- -

- -

- -

- -

- -

- -

第十五章　上　瘾

克服上瘾的宣言

我把所有违背自己内心的行为，都视作将要被卸下的包袱。

我被自己的生命所爱，她给予我所需要的一切营养和支持。

我正在努力把事情做到最好，我每一天的生活都正在变得更加轻松。

我已做好了摆脱上瘾的准备。

我已走出上瘾的阴影，我使自己获得了自由。

我接受自己，以及我正在努力作出的改变。

比起我为之上瘾的事物，我更有力量。

现在我发现了自己竟如此的神奇。

我选择了热爱自己，欣赏自己。

对于我来说，

没有什么比生活本身更加安全。

第十六章

有关同性恋

　　我愿意相信每个人来到人世都是前世注定的，自己的国家、自己的肤色、自己的性别和自己的父母，在我们出生后无法选择。有时我愿意做男性，有时我愿意做女性。有时我是异性恋者，有时我是同性恋者。有时社会认可我的性别，有时不认可。然而任何时候，我就是我——一个理想的、纯粹的、完整的人。

　　我的灵魂是没有性别的，只有我的个性才有性别。我珍爱自己身体的每一个部位，我安于自己所选择的性别。

男女同性恋群体与其他任何人都有同样的问题，另外社会上多数人还对他们指指点点，说他们"坏"，他们的父母也经常说"你真不是东西"。这对他们来说是沉重的思想负担。在这种环境下人们很难珍爱自己，所以男同性恋者首先尝到艾滋病的滋味就不足为怪了。

无论你的性倾向是什么，对你来说都是完美的。提及性关系，它适用于我们任何人，无论是异性恋者还是同性恋者。现在，甚至科学都正在逐步认同这样一种观点：性倾向是与生俱来的，不是我们个人后天选择的。假如你是异性恋者，设想如果有人告诉你你必须成为一个同性恋者，你会是什么感觉。我们决不能因一些像性别一样简单又自然的事而看不起自己或别人。

我并不是在加罪于人，然而我们需要看一看哪些事情需要改变，以便我们所有人都带着爱，带着快乐，带着尊敬去履行各自的职责。50年前，男同性恋者几乎都是封闭的。现在他们在社会上有了自己的小天地、小团体，至少在那里他们是相对开放的。许多人也许没有注意到，在维多利亚女王时代，一些独立的领域如商界、政界、家庭主妇圈子里存在这样一种现象，当时男女关系非常紧张，女性们普遍去跟其他女性结交最亲密的关系，中产阶级的年轻男性间也普遍存在这种暧昧关系。当时没人认为这种关系显露了同性恋的迹象。事实上，直到19世纪后期才产生了"同性恋"这个词。

关键是我们在哪里得到爱，哪里就存在着爱。爱的方式因国家不同而不同，也因时代不同而变化。我们现在所谓的规范，也会随着时间发生变化。不要再妄加评论了，找到爱时就尽情享受吧。

这是一个趋向健康的年代，一个趋向统一的年代，不是一个相互指责的年代，我们必须打破过去的界限。我们的存在方式都是生活神圣、高尚的表现形式。

●●· 下面这些来信谈论的，与同性恋有关。

亲爱的露易丝：

我和我的好朋友就同性恋问题产生了分歧。她认为一个人不能同时既信仰宗教又坚持同性之爱，因为一旦有了宗教信仰，对同性的爱恋就会消失。可我跟她意见恰恰相反。

我们住在偏远的乡下，这里的人普遍很保守，甚至没有一个人知道有同性恋者。我知道你曾经帮助过艾滋病人，我想听听你的想法，好吗？请帮帮我！

亲爱的朋友：

很高兴有机会跟你和你的朋友一起分享我的想法。你敢于跨越自己的恐惧，是向精神成熟迈出了一大步。

我们对未知的东西总会感到恐惧。为了使自己显得更优秀、更伟大、更重要甚至更圣洁，我们经常会贬低别人。曾几何时，我们看到麻风病人、弱智者都会唯恐躲之不及，可是现在，我们多数人都已不再那么狭隘了。

我们怎能把自己称作精神动物，却认为其他形式的生命"低人一等"呢？那将使我们变得多么骄傲自大！如何才能使我们不再自我崇拜？何时我们才能不再教导自己的孩子去憎恨周围的世界？

憎恨和偏见都是后天学来的，人不会天生就去憎恨什么。只是随着心灵的成长，我们产生了一些陈旧的、狭隘的思想，并开始用这种思想去看待自己，看待别人，看待生活。

你说你们不知道有同性恋者，其实世界上有10%的人是同性恋者，而且你也肯定认识其中一些，有些可能就是你周围所熟悉的人，比如你的同事、你的学生、你的孩子、你的亲戚、你的邻居，只是他们害怕受到指责而不敢把实情告诉别人而已。

我们总是由于恐惧而拒绝接受任何改变。回想一下历史上人们所不愿接受的种种变革，恰恰是由于这些变革，人类的状况才一天一天好起来。就在不久前，妇女们还在力争拥有选举权！现在看来，这种事情似乎

第十六章 有关同性恋

有些荒谬，但在当时，这确实都是极其敏感的事情，反映了人们对这些事情的恐惧和误解。

同性恋者没有错，他们是自然存在的。上帝没有错造一人，我和你也没有错，我们都是上帝完美的作品。

我知道我的观点会冒犯很多人，反对往往是通向变化的第一步。起初你是不是也不愿自己心灵成长起来？比如我，多年来就一直是最不受欢迎的人，因为我坚信，任何人都是有价值的，都需要爱，需要被认可。

每个人都有灵魂，而灵魂是没有性别之分的。当我们有一天离开这个世界时，唯一能带走的只有爱。让我们成长起来，敞开心扉去接受任何一个人吧。对自己说：**我会敞开心扉去爱、去理解生活中的一切。**

祝你早日实现自己的宣言。

亲爱的露易丝：

5年来，我发觉自己性染色体已经变异，即患上了克林凡尔特综合症。也就是说，我身上的女性染色体和女性基因都在增加。我打算注射雌性激素，渴望一年内自己完全拥有女性体征，因为我知道自己内心一直是把自己当作女性的。

虽然长着男人的身体，但我内心却认为自己是一个地地道道的女人，我的余生不想在这种窘境中度过，可让我摆脱窘境的唯一希望就是这次手术了。我内心感觉自己是个女人，也希望外形具有女性化特征。每天当我出现在公共场合，比如上教堂、去银行、逛商场、付账单、外出吃饭的时候，我都会穿上女式服装。我的朋友都了解我其实是个女人，可我又不完全是——一个具有女性身材的真正的女人。我也知道你不是这方面的专科医生，但我相信一个真正女性的洞察力，你的建议会对我大有帮助的。

亲爱的朋友：

　　我们来到人世的确会面对很多这样有趣的挑战，我们需要平静地面对这一切。听起来好像你在跟自己的身体抗争，如果你内心真的感觉自己是个女性，那么，作为一个女性，你需要为自己建立充分的自尊。许多女性也都有着男性的体魄，你只是又向前迈出了一步。热爱现在的自己吧！你没有错。记住，不会有一个手术能给予你所追求的内心的平静，这种内心的平静只能来自你对自己的爱。

　　演员克里斯托弗·瑞武曾这样说过，他从自己由于意外事故致使瘫痪这件事中所悟出的最重要的结论是："他不再是自己的身体。"超乎人的外形和体态特征之上的是灵魂——你现在所拥有、将来也会永远拥有的灵魂。多与自己在灵魂的层面交流，你会平静下来的。

亲爱的露易丝：

　　作为一名临床工作者，我有责任为一个自发帮助艾滋病患者的团体尽些义务。很久以来，我一直坚信"冥想"和"视觉化"这两种方法的价值，然而，那些患者却拒不采用诸如放松锻炼、听磁带或者冥想等方法。我知道他们有权利这样做，但他们是在被动地接受自己的病情，这使我对自己所做的努力失去了信心。我们的团队也经常为此苦恼不堪——这样只会使他们的虚弱和失控持续下去。你会如何解决这个问题？

亲爱的朋友：

　　我理解你会是多么的失望——好意要帮助别人，可他们好像并不领情。必须明白的是，我们不可能去强迫任何人，我们所能做的一切都做了，是拒绝还是接受他们自己说了算。我经常说："我不是医生，也不是你们的母亲，我只是给你们讲道理，你们都是成人，采纳不采纳，由你们自己决定。"

　　我们不能用自我去干预他们。如果你像我，那么还有大量的工作等着你去做，你可以找愿意接受你建议的那些人去宣传。坚持做下去吧，因为社会非常需要你这样的人。

我已经携带艾滋病病毒好多年了，一直活得很好，身体强健。可是，我所信奉的宗教却极力反对我的生活方式，他们经常把我叫作"恶棍"、"撒旦"。对这些攻击，我试图置之不理，但它们的确很伤人，并且还殃及了我的家人，因为他们还要去这个教会，虽然他们最终接受了我，也依然爱我。

露易丝，我该如何面对这种深深的伤害和怨恨？我已经多次原谅过他们了，但是仇恨的情绪却与日俱增。我是个文雅、充满爱心、富有同情心的男人。我知道上帝依然爱我，他依然会回应我的祈祷，可我该如何缓解心灵的创伤而不至于影响身体健康呢？

亲爱的朋友：

我能体会到你所受的伤害和你所处的环境，但不要忘记，我们小的时候，没有人说我们长大了要信仰什么宗教，也许你的父母还在沿袭着他们父辈、祖辈的宗教选择。作为一个有爱心有头脑的成年人，我不明白你怎么会选择加入那种宗教，竟敢藐视上帝创造的珍贵生灵！你应该把孩提时代所受的教育同现在自己正确的做法区分开。作为上帝圣洁的、高尚的作品，你被爱包围着。去选择另外一种信仰吧。体验一下用一种崭新的态度去对待自己的精神世界。

现在是你敞开胸怀去迎接爱与赞美的时候了，这一切只能始于你首先要无条件地爱自己。对待善意的玩笑和恶意的诽谤，要有不同的态度。就像对这个教会成员的恶言，你不必介意；但如果你去听信他们，你就得对自己负责了。如果我叫你"紫猪"，你或许一笑而过，无论我再重复多少次。你要把自己的权利交给谁？与始终爱你、认可你的人站在一起吧。对自己说：**作为充满爱心的上帝所创造的高尚的生灵，我无疑是被爱着的，我现在就接受这种爱。**

亲爱的露易丝：

我是一个35岁的女人，与一个男室友同住一个可爱的家里。我们都是同性恋者，我想像得出他的世界是什么样子的。由于最近一直在附近的脑科学教会参加祈祷，我渐渐开始感觉自己可以爱自己喜欢的任何人——无论男人还是女人。我的难题是：我爱上了我的室友，他长得很帅，我们合住以前就是朋友。可现在我不敢把自己的感情告诉他，我怕吓着他，而且肯定会很别扭。我该怎么办？请帮帮我。

亲爱的朋友：

生活的馈赠之一就是不是我们所爱的每一个人都会反过来爱我们。接受现实，不要把你们现有的美好的友情破坏掉。当然，你可以去爱你想爱的任何人，尽可能多地去爱别人，这也是一种富有。可是，你的室友是个同性恋者，你得考虑好如何对他表达你的爱才不至于使他感觉不舒服。

你目前或许对自己的伴侣感到不满意，或许不清楚自己对室友的感情是否是完整的（既有爱又有性）。目标集中在自己不可能拥有的一个人身上，你这是在封闭自己，在拒绝优秀的人闯入你的生活。

对自己说：**我的伴侣非常优秀，非常可爱。我的室友同样如此。我们彼此尊重各自的选择。**

第
十
六
章

有
关
同
性
恋

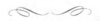

亲爱的露易丝：

我是个男同性恋者，年近30岁。我曾经跟几个男友有过混乱的关系，可每一个跟我关系亲密的男友，都试图改变我。他们让我戒烟，阻止我去参加聚会，不让我跟其他朋友一起出去玩，只要求我跟他们单独在一起。坦白地说，我不想改变，我喜欢社交生活，不愿放弃，可惜我的男友们不相信我对他们是忠诚的(其实我是)。由于我常常出去，这个问题已经导致了我跟几个密友的关系终结。对此，我不知道如何是好，为什么我要为别人而改变自己呢？

亲爱的朋友：

　　你对你的男友们要求太多了。你要求自由，我不知道你是否给了他们同样的自由。当然，你不必改变自己，但也不要期待别人与你保持亲密关系，如果你还到处拈花惹草的话，你是希望他们跟你一起去呢，还是希望他们待在家里等你？

　　或许你感情太充沛了，不能平静下来只与一个人保持固定的关系。尽管去做你想要做的一切，直到不必做了为止。当生活到了一定阶段，你将发现聚会也会变得枯燥乏味，那时候，你会去寻找更多的事情来使自己满足。但是目前，享受自己的快乐吧，对自己说：**我把完全接受我的生活方式的人作为伴侣，让他走进我的生活。**

便笺

练习：说说你对人体的理解

- -

- -

- -

- -

- -

- -

- -

- -

- -

- -

- -

关于性的宣言

我追求的性是安全的。

我愉快、自由地表达自己的欲望。

上帝创造了性爱，赞成我的性爱。

我不仅爱自己，也爱自己的性。

我对自己的爱是安全的、可靠的。

我允许自己欣赏自己的躯体。

我超越信仰的束缚，完完全全接受我自己。

在任何情况下安全地保持自我。

我的性是一件精美的礼物。

我值得爱。

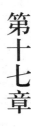

第十七章

女性

我愿意看到自己的辉煌，我主动消除来自思想和生活的每一个负面的、有害的和可怕的念头，因为我认为这些会有碍于我成为理想的、出色的女性。现在的我自立、自强、自尊、自给自足，安全地长大。自我实现越多，就会有更多的人爱我。我加入到为其他女性康复的行列。

我的存在是上帝的恩赐，我的前途光明而美好。

我们都必须清楚一点：生活中的爱源于我们自己。我们经常去寻找"正确先生"来解决我们所有的问题，他们经常是我们的父亲、男朋友和丈夫，现在，对我们来说到了"正确女士"的时代了。为此，我们必须坦诚地审视一下自己的缺陷——不是看自己哪里错了，而是找找哪些障碍阻止了我们成为优秀的人。多数这种障碍都是我们童年时形成的，障碍一旦形成，再消除掉就很难了。

内心的自尊和自信是女性应该具有的最重要的品质，如果我们不具备这些品质，那么就必须建立起它们。我们的自尊心强了，就不会再甘心处于低三下四、被虐待欺凌的地位。无论我们来自何方，无论我们童年时期受到过怎样的虐待，今天，我们都要学会爱自己、珍惜自己。作为女人和母亲，我们可以自觉培养自己的自尊心，然后再主动地把这一品质传承给我们的子女，这样，我们的女儿们就不会再容忍自己被人欺凌，我们的儿子们就能学会尊重每个人，包括他们生活中可能遇到的所有女性。

抬高女性的身份并不意味着要贬低男性，男性斗殴跟女性遭到性骚扰一样不是什么好事，我们谁都不想卷入其中。为我们生活中所有不幸去责备自己或责备男人不仅无济于事，反而会使我们变得更加软弱无力。我们能为周围的男性所做的最好的一件事就是不要继续成为牺牲品，让我们联合行动起来。我们都希望自己来自一个内心向往的、可爱的地方，希望地球上的每个人都需要爱。女性一旦联合起来，就可以移山填海，力大无穷，世界就会变得更美好。

●●●下面这些来信谈论的，与女性的关注点有关。

亲爱的露易丝：

我今年37岁，已被诊断为不规则心跳——也就是说，心跳过程中有间隔，像"疾驰"一样。我总感觉不舒服，尤其是晚上彻底放松下来的时候。

读了你写的《生命的重建》这本不可多得的书之后，我的确相信自己有能力对付这一虽小但却恼人的疾病，而且，我想也许我自己可以做些工作或接受一些课程，但经过了几个月的努力，我发现自己陷入了困境。

有趣的是，我从来都没感觉像现在这样快乐过。我辞掉了干了15年的工作，现在在家照料3个孩子，由于爱和快乐都是心理感受，我想知道太多的快乐是否会导致心脏疾病。这一变化的另一面，自然是我不得不面对收入的减少和要找一份新的作家职业的压力。你有没有什么好的建议帮我渡过难关、治愈我自己？

第十七章 女性

亲爱的朋友：

没有快乐过头这一说。或许你内心深处有一个久远的童年信息在对你说，"你不能拥有这一切"，或者"不要太高兴了"，或者"你在自找麻烦"。回想一下你父母过去常提到的关于幸福的事情，看是否有些局限性。你从内心真的感觉自己的快乐是理所应当的吗？

作为一个女性，你必须找到自己的内心所在，真正培养自己的自信和自尊。当我们女性学会爱和珍惜自己的时候，我们就能移山填海，力大无穷。排除一切来自想当作家的压力，让你的创造力像血液一样流遍你的全身，你的内心有一眼永不枯竭的创造之井，相信自己。

找个好的营养专家看看，很多种中草药也都可以增强心脏的功能。记住，心脏是一块肌肉，它会欢快地让快乐流遍你的全身。当晚上放松下来的时候，做深呼吸并对自己说：**我的心脏是健康有力的。**

亲爱的露易丝：

我想了解一下你对绝经期和雌性激素的看法。许多经过这一过渡期的女性都要忍受可怕的痛苦，都需要医生和药物的帮助。

还有，我想知道你对雌激素治疗的想法。没有雌激素，我们照常生存着，但会大大降低性能力，为什么女性要接受这一事实呢？分娩，像绝经一样，并不是一种病，然而今天没有一个女性会有意在家把孩子生下来。我同意"我们，作为女性，都是圣洁、高尚的"。可是，需要的时候，我们应该运用我们出色的头脑去寻求医疗的帮助。

亲爱的朋友：

感谢你在这些事上与我分享你的观点。正像你所说，许多女性在经历绝经期时，确实遭受了可怕的痛苦，但这并不能改变绝经是一个女人的自然规律这一事实，也并不意味着因为有些女性遭受了痛苦，就能想让它怎么样它就怎么样。我会选择去关注那些不曾经历过不适的女性，判断她们的态度和行为，以便在我的生活中得以借鉴。

当今，越来越多的女性对自己的卫生保健采取更积极、更负责任的态度，思想与自己的身体协调发展，正视类似绝经这样的自然发展过程，把不适减少到最低限度，尽量保持原有的活力。但是，对我们很多人来说，做不到身心合一地去面对一些根深蒂固的问题，我们需要借助医疗或其他资源的帮助，才能放心、安全地与影响我们健康、安宁的一些东西去斗争，比如对自我价值的判断等等。在我们这个父权制社会里，一个极为普遍的文化信仰是如果一个女人失去了生育能力，那么她的价值就很小了，甚至失去了价值。因此，许多女性对绝经感到恐惧而且不愿接受这一事实也就不足为怪了。对这类问题的解决，雌激素疗法无济于事，只有我们的心灵和思想才能扭转这些观念。

这是不是意味着我反对把雌激素疗法作为治疗女性绝经期疾病的一种方法呢？或者我发现采用雌激素疗法的女性有什么异常？不，我的观点是，为使身心合一所做的努力可以减少医药治疗所带来的不必要的副作用。我们发现自然孕酮，对一个女性的健康来说，要远比合成雌激素重要得多。对自己说：**我与自己内在的智慧相和谐，我的生命会健康、幸福、整体地向前发展。**

亲爱的露易丝：

　　你说我们应该原谅自己过去的过错，可是我过去曾经做过很不人道的事，这该怎么办呢？

　　大约7年前，我堕过一次胎。就当时的情况来看，那是我最好的选择。假如今天再给我同样的机会，我肯定会作出相反的决定。如果我把这件事视为过去的事而不再去想它，恐怕上帝会认为我残酷无情。我从小受到的教导使我相信，恶有恶报。我整天怀着负罪感，害怕某一天不幸会降临到我的头上。我很想有个孩子，可我丈夫总不愿意跟我亲密，难道这是对我的惩罚吗？

亲爱的朋友：

　　看来你脑子里已经认定堕胎是一件很不人道的事了。其实，我们所有人都会犯错误，不是错误大了，我们才得不到原谅，而是我们选择了某种方式不肯原谅自己。上帝已经原谅了你，你却还在赎罪，不让自己过上幸福、安宁、快乐的生活。忘掉过去吧！

　　在这件事上，我觉得没有任何人、任何事在惩罚你，除了你自己。如果你感觉自己没有资格要孩子或与你丈夫过性生活，那么毫无疑问你的表现就会使你丈夫不愿靠近你。如果你从此改变对自己堕胎的看法，就可能有机会重新与丈夫过上和谐的性生活。

　　对自己说：**我原谅我自己，我心灵的创伤开始愈合。**

亲爱的露易丝：

我想向你请教一下身体右侧的问题。好像我身体全部的问题都出在身体的右侧，我颈椎病痛，疼痛一直延伸到右臂；需要拔掉的两颗牙都在口腔右侧；右胸部发现一个像肿瘤一样的肿块，虽然不是恶性的，但切除了淋巴结和四分之一个乳房；还有，我切除了子宫，右卵巢也摘除了。

这到底说明了什么？我应该学习些什么？帮帮我！

亲爱的朋友：

我们可以假定，身体的左侧是阴性的一边，接受、吸收的一边，除此以外，它还代表着母亲；身体的右侧是阳性的一边，付出、表达的一边，除此以外，它还代表着父亲。当我们身体的某一侧不断出现问题时，可能就意味着有关父亲一方或母亲一方的问题还没有解决。在某些层面上，你可能还在跟你父亲抗争着什么或某些方面在屈服于他，尽管这只是你内心的想法，但你仍然是在赋予他控制你的权利。

或许临床医师能帮你解决这些问题。如果不能的话，我建议你坐在一面镜子前（身边放些随手可取到的纸巾），开始跟你父亲谈一谈，就好像他在房间里一样，把你所有还未解决的问题告诉他。最后，告诉他你原谅了他，宽恕了他，他自由了，你也获得了自由。每当他的形象划过你的脑海或者你的身体再出现问题时，就对自己说：**你是自由的。一切都会好的。**

亲爱的露易丝：

我写信给你是因为我的乳房有严重的囊肿，6个月来，医生一直敦促我拍个乳房X光片，但我始终非常害怕。

我读过你写的《生命的重建》这本书，书中讲了你是如何使自己摆脱癌症折磨的，所以我也一直在想，既然你对付得了癌症，那么我也能对付得了囊肿。我只是想知道，除了尽可能多地吃蔬菜和水果以外，还有没有其他办法让我实现自我治疗？

亲爱的朋友：

我理解你对自己乳房囊肿的担心。我的第一个建议是，尽管你很害怕，还是要去请教一下医生。你感觉疼痛就是一个先兆，这说明有一种疾病在牵扯着你的注意力。

我为你乐于改变自己的思维模式而喝彩，但在这一点上，我还是希望你多听听医生对这种疾病的看法，这样对你有好处。上帝也会通过医学治疗帮助你的，一定要读一读你所能找到的所有有关你的疾病治疗方法的书。除了医生的作用，还有很多事情等着你去做。把自己所能做的一切看作是自爱的一种行动吧。对自己说：**每一只触摸我身体的手都是为了治愈我的疾病。我是安全的。**

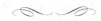

亲爱的露易丝：

我是一位32岁的女性，身上长着很多体毛，嘴上也有胡子，胳膊、胸部、腹部和臀部均有毛发，差不多早晨刚刮过，傍晚腿上又长满了。我身上的毛又黑又粗又多，就像一个多毛的男人。我的体重既不过重也不过轻，而且我也没有其他的体征"异常"。

我的问题是，我是不是害怕做女人或害怕自己具有女性气质，所以身体才不知不觉中形成了现在这种尴尬的状态？或者我是不是可以把体毛生长异常现象看作是一种先天不足，我必须从生活中吸取某种教训？有没有什么信念可以让我用来治愈我的身体和精神？我实在不愿再感觉难堪。感谢你对我的支持。

亲爱的朋友：

我曾经认识好几个女性，她们每天都要刮两次体毛，但她们都是极其聪慧、极富创造性的人。你的体毛生长并非异常，这表明你体内可能有着大量的睾丸激素，其实，每个女性体内都有不同数量的睾丸激素。睾丸激素被认为是用来增加能量和创造性的，所以如果你把这看作是上帝对你的恩赐，利用好这些天赋对你会大有帮助的。

　　随着年龄的增长，我们每个人都会渐渐相信自己某些地方"有问题"，这种信念妨碍了我们的充分发展。即使我们认为自己有某种先天不足，也都必须学会爱自己。当你能够做到自我帮助时，就没有理由再感到尴尬。如果你对面部的胡须和身上的体毛感觉不舒服，那就去找个好的电蚀医师看一看，目前，电蚀除毛很有效，可以永久祛除所有多余的毛发。

　　对自己说：**我是美丽的，每个人都喜欢我的样子。**坚持1个月，每天都至少对着自己把这一宣言说上100遍，相信你肯定会对它的神奇效果感到吃惊的。

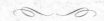

便笺

练习：列出女性最重要的品质

第十七章 女　性

送给女性的宣言

我看得见自己内心深处那个美妙的存在。

我最大可能地挖掘自己的美妙之处。

我选择爱自己、欣赏自己。

我是聪慧而且美丽的。

我爱我身上存在的一切。

我主宰自己的生活。

我任意选择可能的存在方式。

我是自立的。

我认可并利用自己的力量。

我热爱、支持并欣赏我生活中所有的女性。

第十八章

衰 老

生命是一条河，没有尽头，也看不到岸边。对于此刻的我，一切显得如此完整而美满。我已不再相信那些关于生命注定流逝的传言。我充满愉悦地度过了生命中的每个年头，我的阅历随之积累，我也拥有了如此之多的智慧。

我在晚年过着富足的生活，因为我知道如何让自己保持年轻，拥有健康。我精神饱满、活力充盈，似乎每时每刻都在得到新生，我专注于晚年的生活。

我会带着这种信念生活，不论我的年轮已经画了多少个圈。

我们的年龄只是一些数字，告诉我们已经在这个星球上存在了多长时间。然而世世代代以来，我们一直都在让年龄教导我们该如何感受，如何观察，如何行动。现在该是我们改变自己对于晚年生活信念的时候了。每当我看到身边的一些老年人憔悴、生病、担惊受怕的样子，我总是对自己说："生活不必是这个样子的。"很多人已经学会了通过改变思考方式来改变生活。所以我相信，我们可以创造出一种积极、健康、充满活力的晚年生活。

我看到老年人的生活中有着太多的担忧——对变化、贫穷、疾病、孤独的担心，特别是对死亡的恐惧。我认为所有这些忧虑都是不必要的。它们只是我们从前接受的教育观念，就像是植入体内的一组程序，使得我们形成了某种固定的思维和行为模式，我们自己完全有能力改写这些程序。太多的老人用一种消极的心态对待自己的晚年，这使他们只能对生活越来越不满意。如果我们总是认可这种态度，相信自己的这种想法就是生活的真实面目的话，那真是太残忍了。所以，我们必须注意自己的思考方式和说话方式，这样我们可以按照梦想的样子来改变我们的生活。

我们中的很多人开始步入老年人行列了，这也是我们开始用一种完全不同的视角看待生活的时候。不必像父辈们那样度过自己的晚年，我们能改变所有的规则，为自己创造一种崭新的方式。当生命里的财富带进未来生活中时，美好的事物在等待着我们。告诉自己：即将发生的一切都是为了给我们带来最美的经历和最大的愉悦，真心地认为我们不会走弯路。

与其消极地变得老态龙钟、放弃希望、等待死亡，何不让我们焕发出巨大的热情，投入到未来的生活呢？我们既不缺少时间，又不缺少智慧，我们还有对生活的爱，所有这一切给予我们迈入新生活的力量。应该用新的方式构造自己的生活内容，这样，才能让我们的晚年能够变得健康、关爱、富足和智慧，才能充满快乐地享受晚年生活。所以，现在应该是我们实现梦想的时候了！

●●• 下面这些来信谈论的，与衰老及关心老年人有关。

亲爱的露易丝：

我今年已经90岁了，5年前我失去了妻子，我们结婚已经63年了。我对自己的健康状况非常自豪。我的手球打得好极了，7个月前我还在享受着这项运动给我带来的快乐。但是，就在那时我的左腿和牙齿出现了问题，非常严重，我现在连说话都有困难，我把这些归因于老年人常有的精神压力和疾病造成的。

最后，也是我现在最大的问题，我一直有着深深的负罪感，我从来没对任何人说起过。

我接受过3个医生的检查，并去过一个疗养中心接受为期60天的康复治疗，但是没有什么作用。我想知道为什么会这样，可没有医生能告诉我。

我读了你写的《生命的重建》这本书。书中充满了"爱"和"喜悦"，我想活到100岁，上帝保佑，我需要你的帮助和教诲，我觉得如果有机会听你的课程，我一定能很快恢复自己的健康。我会对你的任何建议感激不尽。

亲爱的朋友：

我非常赞成你的做法。努力把握自己的生活，去感受更多的快乐、平和，去感悟生命。失去相伴63年的爱妻，是巨大的痛苦和挑战。

对你而言，培养生活目标是非常重要的。你可以每天看一下自己是否在向着那个目标前进。你有孩子吗？儿女或是孙子孙女？你早年的爱好是什么？这些都可以成为你的生活目标。当然，我会建议你治愈过去的创伤——放下所有的恩怨，让爱占据你的内心。我相信所有人的存在都是为了表达内心里永续不尽的爱。

很多人都有过负罪感，觉得自己的某些行为如此恶劣而不愿向任何人诉说。但是，怀有负罪感会阻碍我们沐浴所渴望的爱和爱别人。我会鼓励你去找一个人说说心里话，将这种负罪感释放掉是非常重要的。

我想说，身体左侧的问题常常和女性有关，而身体右侧的问题则与男性有关。由于你是左腿遇到了麻烦，我怀疑是否有哪个女性应该被你原谅，或是你对自己的宽恕牵扯到了某位女性。如果是牙齿遇到问题，表明你正处于一种犹豫不决的状态。说话是一个人表达自我的途径，到底有什么让你如此难以启齿呢？我猜想这可能是让你有负罪感的那件事了。

尽管我非常抱歉地告诉你，我现在已经不从事直接的教学培训工作了。我为自己选择了新的方向，这包括更多的写作，一些讲座，以及照料我的花园和自己。但是，还有很多优秀的教师能够为你提供帮助，他们会做得和我一样出色。你可以很容易地从当地书店或报纸上查自助课程和教师的相关信息。

了解自己的独特，有权享有生命中的祝福。善待自己，对自己好一些，直到身心彻底治愈。告诉自己：**我将满怀愉悦地迎接生命中的下一段旅程。**

亲爱的露易丝：

我在医疗行业里工作已经快20年了，我在工作中接触到很多老年人。他们当中的很多人生活得非常凄凉、痛苦。当我愉快地问候他们"早上好"的时候，他们的回答往往是"别让自己老了"或是"我老得快见鬼了"！

这些话我听了一遍又一遍，已经很多年了。有一次，我终于忍不住问了一个女人："还有其他的说法吗？"

她缓慢而又沉重地回答我："死亡。"

我努力向我看到的病人们描述那些美好的事物，但是我越来越觉得自己说不出来那些话了。我希望永远都不要再听到那些话了，我想笑着跳着迎接自己在这个星球上最后的日子。我能和我的病人们说些什么呢？更重要的是，我该告诉自己些什么，才能给那些说法划上句号呢？

亲爱的朋友：

　　你信中描述的这些老人往往是按照"标准美国方式"生活了一辈子，他们的食谱含糖量高、多盐、多脂肪，略有不适就到医院检查一通，认为变老意味着生病……这些人总是觉得自己是生活的受害者。在医护职业中，你可能很难看到真正乐观的老年人。现在该是我们修正对老年生活看法的时候了。我们没有必要像父辈们那样生活。是时候去改变规则和打破旧观念了。你我能够创造出一种新的生活方式。我们能够笑着跳着度过自己的晚年生活，其他愿意加入到我们的行列里来的人也同样可以做到。

　　如果我身边的人生活态度消极，我会告诉自己："他的生活可能的确是那个样子，但这绝不是我的生活。"或许在整体健康领域里工作对你会更加有益，这里，你将看到很多积极地追求健康的人们。我非常渴望看到有人能建立起一个老年之家，并包括这样一个"全健康关怀"中心。在中心里，不仅有传统的医生和护士，还应该有指压疗法、针灸疗法、同质疗法、中医疗法、营养保健、按摩、瑜伽和一所健康俱乐部等等。这将是众人期待度过健康、无忧无虑的晚年生活的场所。我相信，这样的场所，不日之内必将顾客盈门。

　　对自己说：我身边充满了健康、快乐的人们。

亲爱的露易丝：

　　我是一名31岁的单身母亲，我女儿今年13岁，我正计划参加医护项目的学习。我遇到的问题是：两个月前我成了75岁高龄祖母的主要看护人，我的祖母患有老年痴呆症，已经进入晚期。

　　她现在说话非常粗鲁，总是不停地抱怨别人。我真不知道如何继续去爱她，为她提供护理。我爱她，我愿意尽最大努力照顾好她，但是我不想在这个过程中迷失自己。另外，你能给我一些建议来帮助女儿处理这种情况吗？因为她曾对我说："奶奶已经过着她的生活了，而我才刚刚开始我的生活。"帮帮我吧！

亲爱的朋友：

　　当你快要被压垮的时候，最好不要继续关注事情消极的一面。当我们只能看到各种各样限制的时候，我们永远找不到好的答案。做几次深呼吸，让自己的肩膀、面孔和头皮放松下来，把所有这些交给上帝去处理。对自己重复这些话：**一切都很好。所有事情都是为了达到最好。这件事的结局是美好的。我们非常安全！**

　　然后，把注意力集中在你愿意看到的最完美的结局上，让自己看到它。那是怎样的一种场景？把自己的意愿写在纸上。定格这个场景。和你女儿分享此场景，你们俩要不断练习对自己说一些积极的宣言，然后放松；让上帝帮你实现这些，你和女儿将会发现自己拥有多么大的力量。

亲爱的露易丝：

　　我现在经历着上了年纪给我带来的麻烦。我对自己的相貌变得近乎神经质了，好多天我都不敢照镜子。当我有一次无意间看到镜中的自己，我的精神整个垮掉了。

　　虽然我现在遇到了很多困难，所有的沮丧似乎都是因为失去了青春和魅力。我该怎么处理这个问题，才能不让它继续扰乱我的生活？

亲爱的朋友：

　　造物主创造了人类，并赐予我们丰富的生活内容。我们注定要经历每一个年龄阶段，因为每个阶段都有自己独特的内容和意义。从出生到死亡，我们的一生可以充满欢乐，也可能痛苦不堪。

　　千万不要相信社会上流行的"青春崇拜"的说法，如果你信它，你就是在剥夺自己的快乐，每一个年龄段的人都是美丽的。难道你的生活中除了相貌以外就没有其他弥足珍贵的事物了吗？是谁教导过你只有身材和脸蛋才是最重要的东西？你认为没有人会再爱你了吗？你宁愿死也不愿意衰老吗？

担忧只能使你老得更快。糟糕的是，文化传媒每天都在渲染年轻和美貌。虽然你我都曾经年轻过，但很少有人符合现在美貌的标准，我们必须停止给自己施加这些压力。现在我们应该学着去爱自己内心的小孩，让她保持乐观愉快的心境，这样，你看上去会越来越年轻。告诉自己：**我热爱自己越多，我就越显得年轻。**

学会爱此时此地的自己。主动帮助那些遇到困难的人们。你可以为他们提供很多很多帮助，他们非常非常需要。坚持这样做，相信你能体会到生命如旋律般流淌的美。

亲爱的露易丝：

有人说上帝能治愈人类与生俱来的"遗传病"和"老年病"，但是我却无法相信这一点。我从很小的时候就根深蒂固地相信，有些疾病在人们变老的过程中是"正常"的，上帝宁可去治愈一个人的秃顶、近视，或者少白头，也不会费力劳神地去治愈那些疾病的。

我肯定还有很多人持有相同的观点，同时，这种观点在医疗行业中得到了证实。当医生说"人老了，得这种病很正常"时，祈祷上帝的帮助会变得多么困难。

你怎么看呢？

亲爱的朋友：

你根深蒂固的想法并不等于这件事本身就是对的。记住，我们还曾经理所当然地认为地球是平的。真正应该得到治疗的，恰恰是人们"随着年龄不断增加，健康理应每况愈下"的观念，我们本可以不去理会这些无稽之谈。作为社会群体，我们必须超越自身的局限。你的身体没有理由被消耗掉。

如果我是你的话，我会去找一个医生。你可以考虑听取一位尝试整体治疗的医生的意见。另外，你是否意识到了自己每天吃的食物可能与健康状况直接相关？到健康食品店买食物，阅读一些关于膳食营养的书，这都会使你掌握更多关于保持健康的知识。

上帝赐给人类的是人们深信不疑的事物。如果我们相信限制，我们就只会得到限制。请对自己说：**我的见解更富有洞察力，我每一天都在变得年轻。**

亲爱的露易丝：

我的母亲正在经受着强迫症的折磨，每天至少要洗100遍手，整天絮叨自己的想法或是哼同一首小曲儿。她今年91岁了，和98岁高龄的父亲住在他们的房子里，尽管她已没有能力继续照料家里的事，但她却拒绝我和其他任何人的帮助。

我最近去看了她一次，她让我不要再去打扰她的生活，那样会让她精神紧张。我很难过，因为她不想见我们，虽然那已经过去一个星期了，我一想起来还是心里难受。

我需要你的帮助，我想深入了解该如何与上了年纪的父母相处。我该怎样忘记从前，并能尊重她的意愿呢？

亲爱的朋友：

首先你要清楚母亲的行为不是因为你而造成的，所有行为或疾病的产生都是为达到某种目的或满足某种需求。当我们了解所爱之人的内心需求时，我们才能为他们提供恰当的帮助。

强迫症所能满足的心理需求，往往是想让自己感到处于控制或支配地位，这种需要通常来自内心的恐惧感。而恐惧感往往是在人的童年时期形成的，因为这个阶段是我们觉得对于自己和环境最没有控制力的时候。对于很多人来说，老年和童年相似之处就是它们都让自己觉得无能为力，容易受到伤害。如果能体会到这一点，我们就能善解人意地去爱我们年迈的父母，并支持他们。

在你母亲意愿的最大范围内让她感到安全。一开始，你应该了解她到底需要什么，如何才会觉得安全，慢慢地，你会发现你们相处越来越容易了。

你母亲也可能会阻止你进入她的生活。虽然会很心痛，似乎有必要学会放弃对母亲生活负责任的想法。学会忘掉一些无法做到的事对人们是非常重要的。你并不孤单，很多人和你一样，他们也都遇到了不知如何关爱、支持和尊重年迈父母的问题。对自己说：**我和母亲将超越界限，走向自由。只要我们愿意，我们会把生命的精彩发挥到极致。**

欣赏生命的宣言

在生命的每一个阶段我都年轻、美丽。

我愿意经历生命赋予我的一切。

我用奉献回报生活。

我的财富、健康和未来，都掌握在我自己的手中。

我尊重生活中遇到的儿童和青年，我衷心地为他们感到骄傲。

我的家人爱我，我更爱我的家人。

凡与我接触的人，都会尊重我。

我尊重身边的老年朋友，我为他们感到骄傲。

我与世界同在。

我的生活没有边界。

第十九章

死亡和痛苦

面对死亡和悲伤我心静如水。我在时间和空间里体验这个自然而又平常的生命过程。

我温和地面对自己，让自己慢慢地走过悲伤。我知道，在我的生命中永远不会错过什么人，我自己也永远不会迷失。

在目光轻轻闪动的刹那，我会再一次与那个灵魂面对。每个人都会死去，树木、鸟儿、河流，就连天上的星星也会在某一个时刻悄然陨落。我也一样。我们都是在遵循着时空里永恒的秩序。

亲友的过世会给人们带来巨大的痛苦。让自己感受到这份痛苦是非常重要的，因为自然赐给我们情感就是为了让我们体验各种各样的经历，而且让我们能够走出这些经历，在生活中继续前进。记住，死亡不意味着失败，每个人都会死去——这是生命过程的一个环节。

我们用不同的方式承受痛苦，这里没有任何规定，所以，你也不应该给自己作出任何规定。不论是发怒还是变得歇斯底里，都很正常。你不可能掩饰内心的刺痛，你需要让情感自然地发泄。就让这一次成为你宣泄的机会，把那些消极的情绪全都排解掉。你需要一个让自己感到安全的地方，在那里你可以把往日的痛苦唤醒而没有任何担忧。然后，假如你能够给自己两三天的时间，让自己大哭一场，我相信所有的悲伤和内疚感都会消失的。如果需要的话，你还可以在心理医生那里得到帮助。

虽然我们知道抚平伤痛需要时间，但我们有时还是会觉得那种感受就像一个无底洞。这时，我们需要耐心。我们不能因为没有在最后一刻陪伴自己的亲人而感到内疚，也不应该总是认为自己应在他（她）生前做得更多、更好，这等于在痛苦之外又加上负罪感。如果你所爱的人能够说话，他（她）也会告诉你不要如此忧虑，因为一切都很好。

有时候，亲人的过世会把我们自己对于死亡的畏惧激活，我们需要时间来更多地理解这个生命环节。从我在工作中开始接触艾滋病患者到现在，我认识的许多病人都已经死去了。我曾经在一些病人临终的日子里同他们有着非常密切的交流，这种经历给了我很多关于死亡的全新认识，那是我以前所不曾有过的。我曾经把死亡看得非常可怕，然而现在，我知道那只是生命过程中一个自然而普通的步骤。我想，我更愿把死亡称之为"离开这个星球"。

理解我们自身对死亡的信念，就像理解我们对生命的信念一样重要，如果你还有那些消极的看法，你应该努力改变它们。你可以沉思、参悟、阅读、学着为自己建立积极的信念。我们应该学会接受死亡，从而让自己能够平静地面对它，面对它带给我们的奇迹。要知道，只有当我们能够安详地接纳死亡，生命才能真正开始。

●●·下面这些来信谈论的，与死亡和痛苦有关。

亲爱的露易丝：

　　我曾经有一个哥哥，他患有恶性脑瘤。在我12岁那年他去世了，当时他只有15岁。他是我唯一的同胞和最好的朋友，我把每一分钟都用来陪伴他，怕一旦我不在他身边，他就会死去，我还告诉他我永远都不会让他离开我。虽然我现在已经24岁了，每次想起他，我还是会觉得非常内疚，非常痛苦。

　　那是1982年11月，我和父母在医院里陪床。感恩节前夕，他们鼓励我到一个邻居家吃晚饭，以便我能够和大家一起庆祝节日。虽然我觉得我应该去医院，但因为哥哥当时已经什么人都认不出来了，我最终还是去了邻居家。

　　当我正在享用感恩节晚宴的时候，他过世了。我觉得是自己害死了他，因为我没有陪在他的身边。如果那个晚上他在病房里感觉到了我的爱，他一定不会死去，我觉得我让母亲和哥哥都失望了。

　　从此以后，每当我的生活中出现了不如意的事，我都觉得是自己罪有应得。有时候我会对自己感到莫名的愤怒，并经常因此而卧床不起。有时候我非常孤独，但是我不想跟任何人倾诉，因为我知道诉说让我好过一些，但我不配。

　　我知道我应该克服这种负疚感，但是我不知该怎么做，请你帮帮我。我希望内心充满快乐，我想我需要一个人告诉自己我不是一个坏人。

亲爱的朋友：

　　你的兄长已经为自己安排好了离开这个星球的时间，他只是在医院里等待你的离开，这样，你才不会勉强他留下，他才能安详地走。你所做的是一件让他感激的事，很多人在临终前都会这么做，他们往往选择在凌晨3点钟离开这个世界，那时，他们的亲人正在家里休息。

　　你的兄长愿意看到你痛苦吗？我相信，假如他能看到你正在毁掉自己的生活，他会非常失望的。他那个曾经快乐可爱的小妹妹哪里去了？

所有这些悲伤都存在于你的心里。我要求你，已经长大的女孩，原谅内心里那个12岁的小姑娘，告诉她你是多么爱她。然后，我希望你能和哥哥建立一种新的关系，同他交谈，让他帮助你消解这份本不属于你的负罪感，寻求他的爱和指引。我知道，他希望你快乐。

你应该对自己说：**我的快乐是我对哥哥最真诚的爱。**

亲爱的露易丝：

我曾经在报纸上读过你专栏里的一篇文章，我给你写信是想请你帮我弄明白那篇文章里的一些观点。你说过："和人类一样，动物也有来到这个世界和离开这个世界的固定时间。而且，就像在人类社会里那样，动物世界里的疾病也是一种被普遍认可的死亡方式。"

我正在研究死亡，我觉得人们对于死亡的信念影响了自己的行为方式，在人们追求生命之光的路上，对于死亡的认识和其他很多事情一样重要。但是，你是否认为人们通过选择生病离开这个世界，而不是通过选择一个时间？果真如此的话，是不是因为这样做对我们来说更方便，或是对他人而言更容易，或者两种原因都有？我之所以要问这个问题，是因为我经常看到一些年轻人和中年人无缘无故就去世了。

希望你能帮我解释这个问题，非常感谢！

亲爱的朋友：

人们来到这个世界是为了学习某些东西或是得到某些启示，一旦得到了，我们将会继续向别处走去，这和年龄无关。一个在襁褓中死去的婴儿，很可能比一个活了97岁的人拥有更加丰富和完整的生命过程，灵魂的选择是人类头脑中有限的思维所无法理解的。

我相信，如果我们离开这个星球的时间真的来了，我们只要躺在床上安静地入睡就可以了。但是，社会常识却告诉我们死亡有不同的方式。造成死亡的方式有车祸、谋杀、自然灾害等，而最普通的、最容易被人们接受的就是疾病。在我们的文化里，自杀是不能被接受的。

你应该去研究生活，当你让自己的目光投向更远的地方时，你会发现死亡只是宇宙中非常渺小、非常普通的一件事。我相信生命是永恒的，当我们离开了这个世界的时候，我们就进入新的世界开始新的体验。我们在此生给予和得到的爱越多，我们在来生得到的爱就会越多。

亲爱的露易丝：

我父亲在今年年初时自杀了，我非常痛苦。我尽了最大的努力才使自己平静下来，走出这种痛苦。我发现，假如我没有任何宗教信仰，而只是听凭心灵指引的话，我能更加轻松地面对这一切。

但是，我现在却因为父亲的灵魂问题而陷入了深深的迷惘之中，我想听听你关于这个问题的看法。我的一个亲戚是名佛教徒，她相信来世。她说父亲的灵魂现在还没有安息，因为他在生前并没有得到应有的启示。即使父亲再一次来到这个世界，假如还是没有得到那种启示的话，灵魂依然会背负现在这种痛苦和烦恼。你对此有什么看法呢？

亲爱的朋友：

每一个人都会在一个适当的时间、用一种适当的方式离开这个世界。我相信这个"适当的时间"和"适当的方式"是出于灵魂的选择，因此我们不该用"正确"或"错误"来判断。虽然我个人的宗教信仰也告诉我自杀是"不好的"，但这同样也是一个出于人类思维的概念，因此它并不一定正确。我在工作和生活中接触了很多艾滋病患者，而且很多人已经死去了。每次当我看到一个新生儿的时候，我经常会问："比利，是你吗？是你变成这个可爱的宝宝回来了吗？"我相信每一个人、每一个地方、每一个物体都是一种能量，都在用各自最完美的方式存在着。我敬佩你经受住了那段时间的考验，我相信这只会为你带来美好的东西。对自己说：**我存在于宇宙中一个安全的地方，生命的所有内涵给予我爱和支持。**

亲爱的露易丝：

　　我不久前失去了一生中最亲密的朋友。我们的友谊持续了28年，那是一段非常美好的时光。我们总是真诚地关心对方，帮助对方。但是，4个月前他去世了，我陷入了巨大的悲伤和孤独中，好像自己迷失了，在没有他的时间里再也无法快乐起来了。我需要你的帮助，希望你能告诉我该如何走出这种痛苦。我今年48岁，我想自己应该开始新的生活了。

亲爱的朋友：

　　我了解思念已经过世的朋友是怎样一种感受。悲伤是生命中固有的内容，这很正常，你应该面对这种悲伤，因为它是你生活中很重要的一部分。强烈的悲痛感会被时间慢慢地冲淡，这通常需要1年时间才能使你最终忘却它(你必须度过所有的季节，和那些特别的日子)。你知道，我们的灵魂是永生的，我们的身体最终会停止工作，但是灵魂却会继续存在下去。

　　记住，就像一场演出那样，我们来到这个世界的时候是在舞台的中央，我们离开这个世界的时候依然是在舞台的中央。我们不会在一个正确或错误的时间离开，只会在我们的时间离开。

　　让心中的爱和你一道回忆曾经拥有的友谊，而且告诉自己你能够和别人建立起同样美好的友情。认真地善待自己，告诉自己：**我被所有人爱着，我内心平和。**

亲爱的露易丝：

我的丈夫在1年前永远离开了，我正在经受着巨大的痛苦，并且还要学会一个人面对生活。这是我第一次面对这么大的挑战，我甚至无法入睡。

今年我已经74岁了，但我依然觉得年轻而有活力。我丈夫一直工作到70岁，因为这样我们就能够有钱买一辆旅行卡车，就能在晚年到各地旅游生活。我们制订了许多计划，但是，他突然病倒了，3个月后就去世了。我有很要好的朋友和非常可爱的孩子，他们也都很关心我。但是，我还是讨厌周末和节假日，这让我孤独，我尤其不愿看到自己的朋友和她们的丈夫一起离开我外出度假。我感到精神沮丧到了极点，你能帮帮我吗？

亲爱的朋友：

我认为配偶突然离我们而去的时候，可能恰恰是一个让我们更加清楚地认识自己的时候。我不是说生活中不该拥有一个男人，而是说，现在是你需要在更深的层次上认识自己、爱惜自己、信任自己的时候，这份天赋你早已拥有，而现在你该用到它了。

也许你愿意记下现在的感受，是害怕吗？你在害怕什么呢？你愿意试着对镜子里的自己说"我会永远爱惜自己"吗？

你可以在周末的时候参加一些义务劳动，当你为别人付出的时候，内心的痛苦会随之减轻。你所经历的是所有人生活中都会有的一个部分，你正在努力适应它，对自己好一些，耐心一点。

你应该这样对自己说：**我愿意让每一天为我展示生命的美丽。我内心平和。**

我在前几天突然得知自己15岁的宠物猫得了癌症，是食道癌，她的病情在3天内急剧恶化，已经无法治愈。昨天，她躺在我的怀里接受了医生的安乐死注射，从此离开了我。在那一刻我不知道自己能为她做些什么。小猫的死让我非常难过，这种感觉不亚于我在9个月前失去好友时的那种悲伤。

愿意和我聊聊你对动物的思想吗？聊聊它们的生老病死，聊聊人和动物的感情。你怎么看待动物的灵魂？你相信动物也可以自我救助吗？无论你跟我分享什么，我都会非常感激。

亲爱的朋友：

我们所钟爱的动物朋友会在不知不觉中占据我们的心灵，因此，当他们离开的时候，我们就会经历巨大的悲伤。我也曾经养过很多小动物，每一只动物的死亡都会让我伤感不已，这很正常。你非常善良，因为你没有让自己的小伙伴遭受不必要的痛苦。

跟人类一样，动物也有它们降临和离开这个世界的时间。而且，跟人类一样，疾病是一种被普遍接受的死亡方式，我们无法强求任何灵魂留下。你已经为它做了能做的一切，所以，请不要自责。如果你爱它，就让它走向新的旅程吧。也许你再次收养小猫的时候，它新鲜、健康的身体里正是从前的那个灵魂，她又来陪伴你了。

请你对自己说：**我用爱送走往事，我知道爱是永恒的，我们总是能在某一个时间用最完美的方式彼此相伴。**

便笺

练习：了解你对死亡和痛苦的信念

- -

- -

- -

- -

- -

- -

- -

- -

- -

第十九章　死亡和痛苦

接受死亡，走出悲伤的宣言

死亡是通向新生之门。

我能平静地体验痛苦。

我能平静地接受爱人的离去。

我可以走出悲伤，我只是需要一些时间。

灵魂永远不会离开我们，因为它是生命中永恒的部分。

死亡是生命里一个必然的过程，每个人都会在这个完美的时空里，

为自己安排好离去的时间。

我知道无论自己走到哪里，生活都会给我爱和所有的支持。

我们的精神永生，我们的灵魂永生。

我让爱的光芒散发出来，让它照耀所有的人。

世界上其实并没有死亡，那只是存在方式的变换而已。

第二十章

其他

　　我来到这个世上，就是为了学会毫无保留地爱自己、爱别人。虽然每个人身上都有可以量化的东西，比如身高和体重，但在我看来，有些东西远比肉体的表现形式更重要。我体内那个不可量化的部位恰恰是我的力量所在之处。跟别人相比，我感觉要么优越，要么自卑，从来都没有对自己的真实存在感到满意过。这对时间和精力来说，是多大的浪费啊!我们都是独特的、美好的存在，每个人都是与众不同的。

　　我走进自己的心灵深处，与自己外在的独特肉体表现形式保持着沟通。我们都是如此。

你是谁？你为什么来到这个世上？你对生活持有怎样的信仰？几千年来，人们一直在寻求这些问题的答案，以期揭示人的内心世界。但这到底意味着什么？

我相信在我们每个人的内心都存在着一种神力，它仁慈地指引着我们，使我们拥有健康的体魄、完美的人际关系、称心如意的职业，这一切带给我们种种幸福的体验。为了拥有这一切，我们必须首先相信他们是存在的。其次，我们必须舍得放弃造成不尽如人意的生活环境的那些旧模式。我们要深入内心，轻轻开启阀门，内在的神力知道什么对我们最有利。如果我们愿意打破现有的生活模式，挖掘内心深处这一神奇的力量，这一仁慈并支撑着我们的神力，那么，我们就会创造出更有希望的生活。

我相信，我们的思想与上帝的思想总是相通的，因此，任何时候我们都可以利用所有的知识和智慧。通过内心深处闪亮的火花，我们与宇宙的力量相沟通。这种力量钟爱着它的每一个臣民，它是一种美好的神力，它指引着我们生活中的一切。它不懂得憎恨、谎言和惩罚，它是纯洁的爱、自由、理解和同情。对每个人来说，突破现有的生活、追求更高的自我都是很重要的，因为通过神力我们能够加强修养。

我们必须明白，我们可以以自己喜欢的任何方式使用这种神力。假如我们依然坚持旧有的生活模式，对不幸的境遇和消极的环境逆来顺受，那么我们就会停滞不前。如果我们作出理智的决定，不再成为过去的牺牲品，而是力图为自己创造出新生活，我们就会得到内心深处这一神力的支持。那么，更快乐的崭新体验就会向我们走来。

我们每个人都希望过上充满爱的美好生活，生活的大门正等待着我们去打开——去感受美好生活的价值所在。我们可以享用上帝的聪明才智，我们拥有生活的支持，我们只需要相信内心的这一神力始终与我们同在。

●●● 下面这些来信谈论的，涉及其他各类事情。

亲爱的露易丝：

我希望你就O·J·辛普森案的结果给我提些好的建议。自从判决以后，我一直在打抱不平。我相信任何事情都有个原由，但不公平却让我深感痛心。我同情所有受到过欺凌和伤害的女性同胞们，陪审团中的女性们竟然放了他一马，到底为什么？

这一切的背后一定有个周密的计划。我们所处的社会变得如此狂躁和病态，为什么我们不能彼此相爱？憎恨、恐惧和狂躁有什么好处？可是，今天我却亲身体验到了。

联系到尼科尔、罗恩和我们所有人，我越来越不明白这个世界到底怎么了。请给我些建议。我多么希望我们能够创造奇迹，治愈这个世界的一切伤痛。

亲爱的朋友：

我很少看报，也几乎没有跟踪关注过O·J·辛普森案，我不想分散自己的注意力去关注大多数媒体的炒作。媒体最擅长煽情，以恐怖气氛当卖点。如果你每天一页不落地去看报纸，你就会整天生活在恐惧中。他们希望你每天都买份新报纸，在报上读到那一天发生的让你感到恐惧的事件，电视新闻节目也是如此。如果你想失眠，那么，最好的办法就是在你睡觉前观看午夜新闻，我绝不会做这种傻事。如果我的思想一片混乱，我就不能集中精力为创建一个安全、彼此相爱的世界作出应有的贡献了。

从未出席过法庭审判，也从未阅读过有关书籍，所以，对这一判决我不可能有任何评价。我确信，关于这一案件会有很多事情是绝不会公布于众的。我知道，任何人都遵循自己的意识法则，我还相信，善行总会有善报的。曾杀过两个人的杀人犯，听起来要多恐怖有多恐怖，公开揭示对于无助妇女儿童连续不断的迫害肯定会更为可怕。我已经渐渐懂得，人生的每一段经历，都会给我们带来好处。如果我们集中精力努力去停止想象所有妇女所遭受的伤害，那么，我们就会从中受益匪浅。

每一次当审判的情景出现在脑海时，请让我们坚定地说：**对于妇女儿**

童而言，这个世界正在成为一个安全之地，我在为世界的安全作出贡献。

那么，事情可能会是另外一种情况。你的忧伤是可以理解的。现在，用你强大的思想去创建我们理想的世界吧！

亲爱的露易丝：

俄克拉荷马和沙特阿拉伯爆炸事件后，（美国）环球航空公司800航班可能要遭受袭击的报道，还有，一批狂热分子最近计划要对菲尼克斯城的三大建筑实施爆炸的消息，使我大为震怒。多么可怕，这个世上的人们竟然如此暴力，如此恶毒。

如果这种局势持续下去，想一想会发生什么？你为我们的国家担忧吗？我从未读到过你关于这种事件的建议，我很想听一听。

亲爱的朋友：

当人们在仇恨的环境中被抚养长大后，恐怖行动对他们来说就是再自然不过的事情。它是表达责难的最终行动。责难终归是一种软弱无力的表现，它的思想根源是认为对自己所处的环境无能为力。那些受到所谓教化的人们以为自己是环境的所谓创造者。因此，在某种程度上，外显的恰恰是我们内心世界的反映。为了治愈这个世界，我们必须首先治愈我们内心深处的仇恨情绪。我们所能做到的最好一件事就是孜孜不倦地努力传播爱，把爱撒遍全世界。当我们这样做的时候，必须意识到，所有冷酷无情的东西肯定会浮出表面，得到治愈。我们必须去观察、发现这些恐惧、仇恨、种族偏见、虐待、恐怖主义等等，以便提高警惕。我们不可能治愈那些我们不可能看到或永远看不到的东西。

我们可以认为这是一个充满了恐吓的时代，一个突显我们的愤怒和狂暴的时代，或者我们也可以把这些问题看作是创建治愈方式的机会。如何使用你的大脑是你自己的事。你可以选择使问题加重，也可以选择协助解决这些问题。当我听到恐怖袭击事件或任何其他危险事件时，我会马上打开所有的日光灯，让灯光充满房间的每一个角落。我会把爱和有助于恢复健康的力量传递给每一个相关的人，包括肇事者。狂暴和恐惧不会解决任何问题。仇恨还会导致仇恨，以牙还牙的哲学只会使每个人都失去判断力。

让我们理解并对自己说：**事态不是在变坏，而是在渐渐变好！**

亲爱的露易丝：

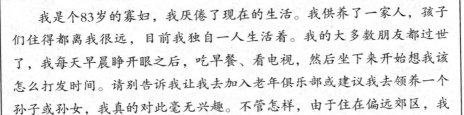

我是个83岁的寡妇，我厌倦了现在的生活。我供养了一家人，孩子们住得都离我很远，目前我独自一人生活着。我的大多数朋友都过世了，我每天早晨睁开眼之后，吃早餐、看电视，然后坐下来开始想我该怎么打发时间。请别告诉我让我去加入老年俱乐部或建议我去领养一个孙子或孙女，我真的对此毫无兴趣。不管怎样，由于住在偏远郊区，我只能坐公交车四处逛逛，所以我的活动范围也是有限的。

说实话，有时候我真想结束这一切，因为我实在找不到继续活下去的理由。一想到这样的生活很可能还要过上10年我就不寒而栗，像我这样的人，你能提供些什么建议呢？

亲爱的朋友：

你不想要什么，你好像很清楚。你有没有想过你到底喜欢什么？如果你找到了自己想要的东西，那么它是什么？你希望如何度过你的余生？摆在你面前的是机会，你有可能通过向全世界发送你的祝福而成为你家乡的一个亮点。在这样做的过程中，那些祝福会加倍地偿还你！难道这不是个绝妙的想法吗？我刚看到报道说，弗吉尼亚州洛亚诺克的一些年长者正要重返校园学习使用计算机呢!对你来说，学点令人兴奋的新东西将会是一种多么新奇的体验啊！83岁依然年轻。我认识一位96岁的女士，她还担任着她所属的老年公民社区主任呢!她每天都在忙着帮助别人。你还生活在这个地球上，还没有离去，享受生活吧！要乐于接受新的思维方式!拥抱你生活中的每一个人,最重要的是,去爱并学会欣赏你自己应有的状态。

学着来爱自己,选择那些使自己感觉良好的想法,只有你自己才能使你感到快乐,你真正可以生活的唯一地方在你的内心之中。对自己说:**我的生活才刚刚开始,我热爱生活!**

亲爱的露易丝:

我身材娇小,只有1.44米高,但人们都说我很漂亮。我已经生过一个孩子,是剖腹产的,因为我身材太小了,不适合顺产。我始终深切感到自己的生长潜能没有被完全开发出来,而且一定是哪儿出了问题。我很难过。

有没有什么特殊原因使我今生选择了一个如此娇小的身材呢?如果有,我该如何充分发挥作用呢?你能否给我提供一些好的宣言,帮助我超脱出来呢?

亲爱的朋友:

你也许会问一个篮球运动员,为什么他今生选择一个如此高大的身材,难道你能说他的生长潜能被过度开发了,他也出什么问题了吗?其实,他也跟你一样。生活中面临着种种挑战,只是这些挑战不同而已。你们都要从各自独特的视角看问题。

你的身体本身不是问题所在,问题在于你对自己身体的态度。你的焦虑仅仅是一种思想,而思想是可以改变的。无论我们目前拥有什么样的身体,我们都应欣然接受。

如果你不喜欢自己现在的样子,那么你肯定会自觉不自觉地把这种情绪传递给你的孩子。所以,我建议你和你的孩子都站在镜子前,对着镜子说:**我爱我自己,我现在是最佳状态。**每天都这样做一遍。给它谱曲,它会变成你生命中的一部分。一切都是美好的。

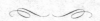

亲爱的露易丝：

我今年27岁，是一个幸福的已婚男子，在工程领域里工作。我喜欢这份工作，但与老板的关系却搞得相当紧张，因为我对他的判断力或言谈举止的确不敢恭维。这种状况已经持续1年多了，近来依然毫无改变，以至于两个月以来我总感觉身体不适。

确切地说是周期性头疼，而且好像是在每周一大约两点钟左右开始剧烈偏头疼，一直持续到晚上。每周一晚上下班回家后，我都坚持吃一种处方药，因为头疼得厉害，我已经开始惧怕每周的这一天了。首先，你能否帮我分析一下原因，为什么每周一我会遇到这种问题呢？其次，你能否给我提些建议，怎样才能不用药而减轻头疼呢？

亲爱的朋友：

你的身体在响亮地向你大声呼吁放弃你现有的工作！为什么要为一个根本不值得你尊重的人工作呢？你每周一感到偏头疼是因为你不想在那里呆下去了！你在强迫自己做违背自己价值判断的事，结果使自己受到了惩罚。统计显示，每周一上午的心脏病发病率比其他任何时间都要高。原因是相同的，人们不喜欢自己的工作环境。

绝大多数患上偏头疼的人都是完美主义者。工作日内，他们每天都承受着来自工作的极大压力，力图追求极端完美，一到周五晚上他们想放松下来的时候，所有的紧张就爆发为剧烈的偏头疼。通常情况下，这种头疼都会持续整个周末，你的情况确实有点儿不同。

给自己足够的爱，每天抽出15分钟时间用于冥想，午休时间出去走走，静静地坐下来，闭目15分钟，什么事都不要做！你需要使自己内心平静下来。"什么事都不做"的15分钟过后，对自己说：**我永远为我所尊敬的同时也尊重我的好人工作。**生活一定会向你展示出你所期望的那一面。

亲爱的露易丝：

我今年23岁，读了几遍你写的《生命的重建》之后，我仍然不相信我们能对自己生活中所发生的一切负责任，因为在我的生活中有着太多的失败。我的身体有问题，我跟别人处不好关系，我的收入很低……一切都糟糕透了。面对这个世界，我感到如此的痛苦、失望和不满，怎么能够治愈我的生命呢？

亲爱的朋友：

没错，只要你对这个世界继续产生痛苦、失望和不满的想法，你就不可能治愈你自己。你所表现出来的一切都会影响你的感受。整日感觉痛苦会导致更严重的痛苦，整日感觉失望说明你还没有学会为创造自己的世界而负起责任，整日发泄不满会引发更多对别人造成伤害、对你也不利的事情。看得出来，你是在自寻烦恼，跟自己过不去。

你可以继续把自己的生活搞得一团糟，同样，你也可以抛开一切消极情绪，过上崭新而幸福的生活。是的，我很理解你，你一定有个可怕的童年。在你童年时期，某处的某个人曾经使你饱尝生活的痛苦，而你当时又是个听话的好孩子，所以就忍气吞声地接受了那一切。但现在不同了，你长大了，对自己要过什么样的生活有了自己的见解。其实现在接触任何人都可能对你有益，再看一看我的书，这一次要跟着做练习。每天对自己说几遍下面这句宣言，至少坚持1个月：**我愿意改变自己，我愿意学会自爱。**把这句宣言写下来，始终带在身边，以便能够经常看到它。

你现在也许没有意识到，但我知道，你是值得爱的，你也有能力改变自己，过上美好的生活。当你主动抛开所有消极情绪时，你会重新发现原来自己是这么美。

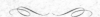

亲爱的露易丝：

去年6月，我所在的公司裁员25人，虽然我为公司忠心耿耿服务了23年，但我还是接到一次性补偿金，被辞退了。我有着45年美满的婚姻生活，有孩子和孙子孙女，可是，我还是时不时地感到孤独。我不停地去帮助他人，以使自己忙碌起来，但这似乎并不够。我感觉我应该拥有更多的东西，可我又不清楚到底是什么。

我曾经试着运用宣言帮自己找到生活的目标，但我不喜欢早晨一睁眼没有目标的那种感觉。我是不是太勤奋了？为了内心深处的愉悦，我一直在寻求"更多"的东西。你能不能帮我整理整理这纷乱的思绪？

亲爱的朋友：

听起来，你是个不工作就觉得自己无用的人。我向你强力推荐一本书，戈尔·雪依写的《新篇章：超越时空，规划你的生活》。好好看一看，这是一本非常棒的书，不仅文字优美，而且谈的恰恰就是这些事情。作者对成人生活新篇章的见解，以及摆在我们面前的改变的可能性，一直让我深有感触。1900年，我们的寿命预期值大约为49岁，但今天，50多岁的人们很容易就可以活到90多岁，几乎给我们提供了两次成人寿命。

你像今天的许多其他人一样，也正将面临未知的领域。既然我们能够长寿了，那么，多出来的这些时间对我们的生命来说意味着什么呢？我们正经历着一个新的历史时期，我们必须为担当起新的社会角色做好准备。学点儿新东西或重返学校，放开胆子去思考，全新的生活正在前面等着你，我大力支持你去探索新世界。快乐起来！

对自己说：我敞开胸怀接受新生活，一切都是顺理成章的！

亲爱的露易丝：

　　每当我使用信念鼓励自己时，总会发生不幸的事情。在《生命的重建》这本书里，你提到了这方面的事情——我们怎样坚信成功，结果却落得两手空空。请你就这件事尽可能展开一下好吗？因为我真的灰心丧气了。多谢！

亲爱的朋友：

　　我们许多人在开始积极地自我提高时，潜意识里总会产生许多消极的信息，结果就乱成了一锅粥，所有消极的东西浮出水面。记得早些时候，每次我作出积极的断言时，总会使自己的身体受到伤害，这都是因为在我脑子里一直有一个陈旧的信念：我童年时遭到了打骂，现在还应该继续承受下去。

　　你会度过这个时期的。一定要明白，这只是陈旧思想的表现形式，它不可能使你受到伤害。要以积极的方式对待它，对自己说："这只是陈芝麻烂谷子浮到了表面，我在清理它，我是安全的。"还有，给自己1个月的时间，用来原谅过去与你有过节的每一个人，或许你需要这样的宣言：**我饶恕你，我给你自由**。记住，你理应得到幸福和自由！

亲爱的露易丝：

　　已经不止一个人给我指出过，说我一张口说话就爱用"我猜想"这个口头禅。我总想改掉这个坏毛病，可我说话时自己总意识不到。我知道这多多少少意味着我对自己缺乏自信。你对此有何见解？

亲爱的朋友：

　　你要做的第一件事是：不要再把它称为"坏毛病"。请不要因为你想提高生活质量而使自己犯错误，我们所有人都会在某些方面不自信，对许多人来说重复使用某些口头禅都是正常的。

　　你已经开始意识到并希望改变现状，这是第一步，然后，开始倾听自己所说的话。自主思维才是我们所有人追求的目标。

　　用这样的宣言鼓励自己：**我是一个头脑清醒的思想者，我可以随心所欲地表达我自己。随着自己的变化，要更加爱自己。**

第二十章 其他

送给所有朋友的宣言

我每天都耐心善待我遇到的每一个人。

我愿意以一种独特的全新的方式看待生活。

我生活在一个充满着爱和宽容的世界里。

我周围环绕着一群对生活有着积极态度的人。

我的梦想是智慧的源泉。

需要时，我会去寻求帮助。

我愿意成长，愿意改变。

我所拥有的一切以及我现在的状态都是十分安全的。

我拥有一颗宽容的心，我深受人爱戴。

我不断增强自我意识，关注自己的身体，自己的生活。

我爱我自己！

写给露易丝·海的新信件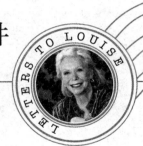

亲爱的露易丝：

我读过《生命的重建》这本书，我疑惑你是否能对于我境况给予好的建议。我觉得我在所有的事情上都束手无策。我知道我想要什么，我能描绘出来，但同时，我心存疑虑从而去否定它。我有很多恐惧，容易对让我恼怒的环境反应消极。

亲爱的朋友：

你的信中充满了否定的宣言，但这是你自身一直以来养成的习惯。是时候创造一种新的环境了。记住创造新环境需要一点时间。你说你第一次肯定自己的时候，期待着完美时刻，然而，你对自己发了脾气，因为一次肯定并没有奇迹般地改变你的生活。你和其他上百万的人都是这种反应模式，所以不要认为你是仅有的一个人，怀疑自己是否能过上令人满意的生活。

使用这些宣言：**生活爱我，爱自己是安全的。**当怀疑出现时，就说："我又那样了，那只是一个老习惯"。然后重复上述宣言。不论多少怀疑出现时，就重复这些宣言。你一生中一直在做否定自己的宣言，所以我想如果你真心尝试的话，对自己说一周肯定的宣言。即使你有疑问和恐惧，记住一直要爱你自己。生活会帮助你这么做的。祝你生活愉快！

亲爱的露易丝：

时隔20年，我又重读了《生命的重建》这本书，我一直说我认同自己。我想在你的指导下，形成我在一些生活领域中自己的宣言。我一想起宣言就重复它们，我录下它们并在每天晚上睡觉前播放它们。你认为在某个时间段内聚焦在一个领域好呢，还是把它们放在一起好呢？

如果在某一时刻做一项，你建议对每一项花多长时间呢？还是直到我注意到产生了效果？1个月？比方说，我正在提高我房子的出售价格。在现在这样的环境下，如果决定我想要一个结果并且在宣言中重复地阐明，你认为我的目标能实现吗？

亲爱的朋友：

　　你想要写出自己的宣言真是太棒了！记住要总是从肯定的词语，比方说，我能、我是、我将、我有。把宣言收集在一起，如果可能的话，把宣言录下来。不论何时，播放宣言作为背景音乐，将有助于宣言成为你潜意识中的一部分。当你晚上睡觉的时候，一定要播放宣言。每天尽可能地重复一个不同的宣言。

　　对于出售你的房子，一个好的宣言是：**我的房子会很容易、毫不费力地找到它的新主人，他/她愿意支付的价格是_____，它是等价的，甚至更多。** 然后做你需要做的，列出你房子的优点，让它更闪亮，并打扮它一下。当你做这些事的时候，说说你的宣言并相信生活正在处理你的事宜。赞美生活会总是让事情变得更容易去做。

亲爱的露易丝：

　　我是一个最近正经历大量脱发的女人。我正在你的书中寻找方法，但是不确定去哪里找。欢迎提出你的任何建议。

亲爱的朋友：

　　有什么事情值得让你扯下头发吗？你有特别沮丧、不能忍受的事情吗？在你的脑海里，某些人或情境占据着你的思想空间吗？不论何时，这个事情在你脑海里开始盘旋，请陈述以下宣言：**一切都好。所有的事情都为了我的最好而设计。除了这种情景，好事会来临，而且我是安全的。** 尽可能按照需要重复这些宣言。你或许一天说100次。在艰难时刻时，我经常对自己重复这些宣言。

　　当你重复这些宣言时，你的头脑开始冷静下来，并且给予世界解决问题的机会。这个宣言为数以千计的人带来了奇迹。它也将对你有所帮助。对于身体方面，我建议你服用维生素B和一些微量无机物。

203

写给露易丝·海的新信件

亲爱的露易丝：

我刚开始做生意，但是我雇佣的工作人员却偷我的钱。创业初期对我来说非常困难，我感到很灰心。你有一些我能使用的宣言吗？

亲爱的朋友：

从你那里偷钱的这些人侧面反映了你认为你事业不会获得成功的这个事实。不要在失望中浪费时间。对你领悟到是你自己毁掉事业的这个事实要心怀感激。原谅这些你需要去原谅的人或事。对待自己要善良，有爱心和温柔。使用这个宣言："生活爱我，我是安全的。"

亲爱的露易丝：

首先，我感谢你为世界所做的一切。祝你万事如意。我有一些关于如何使用我日常宣言的问题：

1. 对我自己说多少次是最好的？我似乎有一个增多的清单。
2. 多长时间说一次是最好的？
3. 宣言必须说出来，而且要看着镜子吗？
4. 如果录下宣言，并倾听它们，它们同样是有效的吗？

亲爱的朋友：

以上你说的，没有对错之分。就做你感觉对的事情。对着镜子说宣言是有力量的。你都得按照这种方式来说你的宣言吗？不。放松一些，随意一点。记住生活是爱你的，想要给你所要求的所有美好的东西。你所做的工作展示了你有多么爱你自己的生活。你想要的东西开始随之而来。

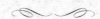

亲爱的露易丝:

　　我正在"发表"我的宣言，但它似乎是一种挣扎。我思想很顽固，拒绝认输放弃！当说这些宣言的时候，我稍一疏忽就忘了，又进入到我旧有的条件反射中去，就像一台自动机器人。然后我就很沮丧，因为我不能早点制止自己。我听说过一些人，他们在治疗自己方面非常成功，他们自觉地练习你所教授的内容。我想我明白他们的意思，但是你能再详述一下吗？我如何能保持始终如一？我非常想改变我的生活。

亲爱的朋友:

　　你犯了大多数人会犯的错误——也就是，如果你是不完美的，你就会立即责怪你自己。当然，有时候你会忘记说你的宣言。每个人都会那样。但这并不意味着你是一个坏人并且要受到惩罚。这意味着你在学习一种新的做事情方法及模式。你做了，你忘了，你记住了……你做了，然后又忘了，又记住了等等。

　　所有你需要做的是让宣言继续，并停止责备你自己。改变你自己生活最快捷的方式是对待自己要善良、温柔、爱自己。

亲爱的露易丝:

　　我最近读了你给读者写的回复"身体症状的外显"。你能解释一下它的意思吗？

亲爱的朋友:

　　当我说"外显"时,意思是因为你一直有的思想，是你身体里的症状的显示。我相信思想创造经验，愉悦的思想对于良好的体魄是有益的。苦涩的思想会产生胆囊问题，生气的思想会显出"割伤、烧伤或者擦伤"，持续地恐惧的思想会产生出无数的问题。所以回答这个问题的答案是去日日夜夜播放感恩的、愉悦的思想宣言。

写给露易丝·海的新信件

亲爱的露易丝：

我觉得在我的生活中，我做得不够好。在早期的学位教育中，我是一名勤奋的女孩，但是我选择做了家庭主妇而没有选择事业。很快，我儿子将离家去读大学了，现在世界给我提供了完美的机会。

我爱我的家庭，这对于当今世界来说是一个落伍的概念。我记得我母亲作为服务员，每天下午5点去工作，当她离开的时候，我很想念她。在我儿子上学的学校里，我做了很多志愿者工作，我明白这是被大众认可的，但是我的部分思想仍然认为我需要挣钱。我想你能看得出我的困惑了。请指点智慧的话语。

亲爱的朋友：

听起来你过着相当精彩的生活。你做着喜爱的事情并且很享受它们。我确信你对此是心怀感恩的。如果你需要赚钱，那你为什么不在，像护理、疗养，或当地的幼儿教育等服务领域找份工作呢？你真得明白如何过一个好的生活！现在，决定你下一步干什么并做出宣言：**我现在看到自己在干一份完美的工作，用到我的天赋和能力，和我爱的人一起，为他们工作，并且有很好的收入。**

亲爱的露易丝：

我的母亲说我胖（其实我不胖，我是一个模特）。她指责我吃东西的习惯，但是我觉得我是控制着饮食的。同时，我的母亲吸烟喝酒，但我并没有养成这些习惯。事实上，我不知道母亲对她自己说了什么，但我试着摆脱从祖辈沿袭下来的行为方式。

我试着使用你的肯定宣言，但是母亲说我对她太冷淡了，而且漠不关心。我感觉如果我不把这些关系理顺了，我将享受不到我的生活。但实际上我想接近母亲，而不是逃离。这么做是对的吗？

亲爱的朋友：

　　你需要理顺的唯一关系是你和你自己的关系。这不是你母亲对你说的内容，这是你对你自己说的内容。翻看这本书，找到一些能用到你身上的肯定的宣言，每天都说它们。同时，离开你母亲，自己单独呆一阵。这将对你和你母亲的治疗都有好处。你现在已是成人了，不再是小孩子了。不幸的是，你母亲也是需要长大的。要让她以自己的方式做事。

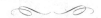

写给露易丝·海的新信件

露易丝·海的人生哲学

- 我们的生命经历，完全是我们自己造就的。
- 我们的一思一念，都在创造我们的未来。
- 最富有力量的是"当下"，而不是过去或将来。
- 每个人都受到自我憎恨和内疚的伤害。
- 每个人都认定自己"我不够好"。这只是一个念头，它是可以改变的。
- 我们创造了我们身体的每一个称为"疾病"的东西。
- 对我们最有害的是怨恨、批评和内疚。
- 丢弃怨恨甚至能够化解癌症。
- 我们必须原谅过去并宽恕每一个人。
- 我们必须愿意开始学着去爱我们自己。
- 现在就开始赞同和接受自己是积极改变的关键。
- 当我们真正爱自己的时候，我们生活中的一切都会运转正常。
- 尽管生活不断变化，在这无限的生活中，一切都是完美无缺的。
- 没有起点也没有终点，只有物质和经验持续不断地循环、再循环。
- 生命永不停滞，每一个时刻都是新生的、新鲜的。
- 我具有创造自我的特殊力量，这种力量使我们能随心所欲地创造。
- 我欣喜地知道我有力量按照自己选择的任何方式使用我的头脑。
- 生活中的每个时刻都是我们弃旧迎新的起点。
- 让我们就在"当下"作一个全新的开始吧！
- 在我们世界里一切都很美好。